一趟不知终点的旅程

——心理治疗师笔记

康 林 ◎ 著

U0251652

四川大学出版社

项目策划：徐　燕
责任编辑：张伊伊
责任校对：宋　颖
封面设计：墨创文化
责任印制：王　炜

图书在版编目（CIP）数据

　　一趟不知终点的旅程：心理治疗师笔记／康林著．
—成都：四川大学出版社，2019.8
　　ISBN 978-7-5690-3137-9

　　Ⅰ．①一…　Ⅱ．①康…　Ⅲ．①精神疗法　Ⅳ．
①R749.055

　　中国版本图书馆CIP数据核字（2019）第246040号

书名　一趟不知终点的旅程——心理治疗师笔记
　　　　YITANGBUZHIZHONGDIANDELÜCHENG——XINLIZHILIAOSHIBIJI

著　　者	康　林	
出　　版	四川大学出版社	
地　　址	成都市一环路南一段24号（610065）	
发　　行	四川大学出版社	
书　　号	ISBN 978-7-5690-3137-9	
印前制作	四川胜翔数码印务设计有限公司	
印　　刷	成都市金雅迪彩色印刷有限公司	
成品尺寸	170mm×240mm	
印　　张	16	
字　　数	216千字	
版　　次	2019年12月第1版	
印　　次	2019年12月第1次印刷	
定　　价	68.00元	

◆ 读者邮购本书，请与本社发行科联系。
　　电话：(028)85408408/(028)85401670/
　　(028)86408023　邮政编码：610065
◆ 本社图书如有印装质量问题，请寄回出版社调换。
◆ 网址：http://press.scu.edu.cn

四川大学出版社
微信公众号

前　言

　　如今，心理治疗对大家来说已不再是一个陌生的词，但许多人仍然对它的内容和含义不甚了解。在工作室，我常会询问初访患者对心理治疗的理解，发现大多数患者都不是很清楚，而且他们对心理治疗怀有各种奇奇怪怪的诉求和期待。数年前，我在医院坐诊时，有一名青年女性患者曾来向我寻求帮助。她见面时问我的话，至今我还记忆犹新。她问我："康医生，你会催眠吗？"我很困惑地说道："我会啊，你要催眠来做什么？"这位患者高兴地说："你会就太好了！把我催眠了，让我忘掉过去的事，我就好了。"很明显，这是不可能的，这位患者对催眠有很大的误解和不切实际的期待。我发现，心理治疗被神化了，许多人并不真正了解心理治疗是怎么回事。

　　本书中的故事和经验均源于我自己的治疗笔记。当然，书中用到的姓名均是化名，也对所涉的一些会发生现实联系的事件进行了模糊处理。通过这本治疗笔记，我希望读者能够从一个个小故事中了解心理治疗的真实过程和情况，能够从一个个小经验中知晓心理治疗师在想些什么。本书也完全可以当作闲暇之余的消遣，读者感觉有趣就好。

　　对于从事心理治疗及相关工作的读者来说，我希望这本治疗笔记可以给大家一些借鉴或启发。我深知，成为一名合格的心理治疗师是非常不容易的。心理学理论的掌握、心理治疗技能的熟练运用、自我人格的成熟度以及人生的阅历和眼界等，甚至包括治疗后的文字整理和书写，都是每位治疗师要不断学习和提升的内容。我们需要在理论的学习和实际咨询的过程中成长。我总是在思索，怎样才能成为一名合格的治疗师，怎样才算是一名合格的治疗师。本书分享了我个人的治疗经历和经验，希望能为大家提供一些细节性的参考。我也期待能在这条路上和大家共同成长。

这里还要特别感谢我的夫人，她坚定而有力的鼓励终于促成了本书的问世。在初稿打印成册后，夫人捧在手里从头至尾、仔仔细细地帮我修订，提供建议。那认真的模样就像是在呵护初生的婴儿，让我备受感动。

心理治疗是生命中的一次相遇，心理治疗师出现在患者人生某个遇到困境的阶段，与之共同经历这段生命旅程，即使这段旅程充满艰难和未知，但有人真诚相伴，旅程也就有了温暖和意义。这是本书想传递的重点。

康　林
2019 年 8 月 27 日

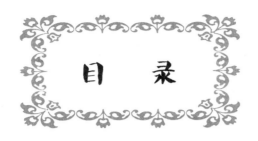

目　录

上篇　故事笔记

一看我的话起了作用，我有些激动地第三次喊道："小黄我相信你，你是值得信任的，他们绝对误会你了！"奇迹就在这一刻发生了。小黄突然态度亲切地问我："后面那些是真警察还是假警察？是假警察我就下来。"我连忙说："他们都是假警察，小黄你下来吧。"

"康老师，我一直笑着讲，我现在真的觉得这一切都可笑至极、愚蠢至极，你不觉得吗？"高原依然带着嘲讽的神态，微笑着说道。我心中突然有一种凛然的敬畏。那是一种上帝俯视愚昧众生的微笑，一种痛到极致而超然一切的微笑。

"那你为何会感到被抛弃、被拒绝？"我继续询问。"因为我发现康医生在解决我和我男友的问题上没有办法！康医生都没有办法，那我还能找谁啊？"何嘉不由地发出感慨，带着深深的无奈。我恍然大悟。原来我一直被何嘉顶在权威的神坛上面。我总是最后可以垫底的人，是最终扮演拯救者的人。所以我只能是医生，我不能进入何嘉的生活，哪怕日常的任何时刻。

此刻我才发现，我以为在治疗室里发生的故事是主线，但事实完全不是这样的。何嘉在治疗室外，内心偶发的片段性的思考才是主线。那些散漫的、断裂的思绪在混沌中慢慢汇聚，像涓涓细水，最终成为河流，冲垮了何嘉内心的那堵墙。被困住的、期待自由的心灵，终于破茧而出，化蛹为蝶。

拖延症的另一个极为有趣的原因，不是懒惰、没有上进心，而是太过积极，要求太高，因无法完成而造成拖延。这听上去有些违背常理，但事实真的如此。这种现象常见于有强迫意识、追求完美的人身上。一旦事情的难度超过自己的能力范围，但自己却不愿意放弃期待，在两面受压的情况下，个体最后意志瘫痪，无法行事，外在表现就是拖延、懒散、无所作为。

"小曾，这是你的心声，你其实在说自己没办法和别人产生联系，不知道怎样才能让别人与你关联，以及你自己的价值如何体现，是吗？"小曾有些惊讶地说道："我承认自己与别人联系、打交道有困难，但这与我的拖延症有什么关系呢？"

我正在回溯整理自己的思路，突然看见钱元放在膝盖上的手。仔细一看，手指头边缘的皮都被撕掉了，两边是血淋淋的痕迹。不止一个手指头是这样，好几个手指头都是这样的，这鲜红的颜色立马吸引了我。"钱元"，我指着他的手指很好奇地问道，"你的手指怎么搞成这样了啊？"

"康老师，我觉得这太简单了吧，我怎么感觉和我爸爸没太大联系呢？"钱元的回答直接而有力，让我心里一沉。"怎么没联系呢？"我追问道。"我虽然和爸爸有矛盾，但感觉和他是很亲近的。而这两个人，尤其是那位老师，我很反感，没有亲近的感觉。"钱元的回答让我意识到我犯了大忌。

我和你——静等花开与原本如此 /69

有天晚上美欣发了一条短信给我："康医生，我不想活了。我决定明天回老家上吊自杀，魂归故里，向你道别。"还好我有美欣父亲的电话，和她父亲取得了联系。"她不断地抱怨我们不理解她，并不真正爱她。"美欣父亲心酸地说道："康医生你说我们做父母的，哪有不爱自己孩子的？她就说我们爱的是自己的女儿，并不爱她。你说她说这个话是什么意思嘛？"

当虚无来袭 /91

"哦，我明白了，小何，你的意思是痛苦的情绪是你自己的需要，可以促使你思考更深入的哲学问题，也可以激发你的潜能。你刚才说到你用上帝的视角来看待人、社会和世界的关系，这个我倒是知道是怎么回事。"我神情淡定而颇有底气地回应道。"哦，是吗？"小何有些惊异而且有些激动，"我给老师和父母说过，他们都不明白我在说什么！"

难题背后的秘密以及心理治疗的套路 /97

"那些定理意味着这个社会、这个世界运行的规律和秩序，但对这些我是持怀疑态度的。如果这些规律和秩序是虚假的，那我们所做的一切又是什么呢？我们还是真实的存在吗？而且我必须保持怀疑，因为如果这一切的确是虚假的，我就先有心理准备，起码不会被吓坏。"朵娜一口气说完这一大段话，我惊奇地发现坐在我面前的不是一位懵懂无知的中学生，而是一位深思熟虑的哲学家。

什么让我们成长 /103

"康老师，你相不相信我其实对赌博并不感兴趣？"说这句话的是位已过而立之年的男士。我面前的这位男士面目清秀，身材瘦小，戴着一副黑框眼镜，穿着讲究，如此斯文的形象，很难把他和赌徒联系起来。但事实确实如此，易军正是背负巨额债款的赌徒，同时面临被家人抛弃的危机。他正是在这种状况下找到我的。

让我迷惑的爱情 /119

"小任，你平时对家里承担了太多的经济责任，而且他们还不断地向你索求。有些是合理的，但有些就不太合理了。你要在成都安居也不是件容易的事情，要买房，要生活，这些都是不小的开销，你得为自己想一想。"小任恍然大悟道："康老师，我从未想过是我家里的事情影响了我和男友之间的感情，我还真的没有把这些事情联系起来想过呢。"

原来是这样啊 /125

她父亲不是一个容易相处的人，脾气特别火爆。本来从小就缺父爱的王霞和父亲相处时总是小心翼翼，特别担心父亲生气。而且作为长女，更要以身作则，不能像妹妹那样直接表达自己的不满……这又是一个成人化的儿童，面对儿童式的家长，自己不仅没得到应有的关注，还要承担起重大的家庭责任。这对于王霞来说早已是不堪重负，而她深陷泥潭不能自拔。

我想起来了 /133

我脑子快速地转了转，决定从烦躁入手，于是说道："小覃，我们来做个假设，你是街上的路人甲，我现在告诉你，有个叫小覃的小伙子，看见你们就心烦、就生气，不想见到你们。你听了我讲此事，有什么感觉和想法呢？"

我被抛弃了 /139

陈新在"主奴"游戏中对性本身没有强烈的诉求，真正引发他兴奋点的是"奴"表现出对"主"的顺从和屈服，陈新可以从中感受到非常强烈的快感。这一点我曾和陈新达成一致，陈新内心有强烈的控制欲望……这和他有一个控制欲极强的母亲和一个软弱退让的父亲有密切的关系。

我问到我们的关系可以怎样比喻，他说得非常具体：开始是患者和医生；逐渐我变成了父亲，他是听话的儿子；到后来，我又成了他人生中的一位智者、引路人；慢慢地，他觉得我也没有那么高高在上了，因为我也有没有办法的时候，现在在他看来我是一个富有人情味的长者。

从小吉本身而言……更重要的是需要一个陪伴在身旁，让自己可以轻松一点，被理解、被支持的人。而我正是去认真这样做了的人，只是不自知吧。想来也真是好笑，我想传递的那些深刻的道理和领悟并不真正重要，重要的是讨论和探索本身，这个过程反映了治疗师真诚的陪伴，而正是这种陪伴起到了治疗效果。

下篇　经验笔记

心理治疗的核心是在做关系，而且心理治疗本身也是在解决关系问题（有理论认为，所有心理问题都是人际关系的问题）。这个答案是给治疗师的，不是给患者的。只有信任、接纳、真诚的治疗关系才能产生疗效，这一点毋庸置疑。所以治疗一直都是在此基础上开展的，从铺垫酝酿，到认识了解，最后领悟并转变，都离不开好的治疗关系。

家庭动力学是以家庭为系统来阐明家庭成员之间的关系是如何对个体的问题或疾病产生影响的，而中国的家文化正是指明了家庭成员在关系中为人的方式，两者之间有极为紧密的联系。从家庭动力学的视角来看，心理治疗师对来访者的问题或疾病的理解和认识会更有深度和广度，并能提供更为有效的治疗切入点。

这是一个典型的三代直系家庭，恭平和敏子夫妇作为长辈处在家庭的最顶层，接下来是良多和妻子由香里、姐姐千奈美和丈夫，最底层是来自这两个小家庭的三个小孩……最顶层的恭平和敏子之间的关系是疏离并伴有冲突。最后恭平和敏子送走良多一家后，两人相伴回家时的距离竟然隔了一条街，可见两人之间平时多么疏远。

有些刚接触心理治疗的治疗师很喜欢和儿童开展工作，家长把孩子交给治疗师，在治疗师的眼里，孩子就是全部。但我要说的是，孩子，尤其是幼儿和青春期前期的少年，其自我反思能力是有限的。如果不把家长纳入治疗框架，治疗很难有良好的效果。

最让人惊讶的是即使该患者已经成年，但其在家里和母亲相处的方式还和幼年时期一样，两人会紧靠在一起坐在沙发上看电视，患者的头依在母亲的肩上，让母亲抚摸他的头部。母亲发现患者即使已成年，但仍喜欢躺在父母床上。后来患者甚至直接向母亲表达自己性幻想的对象是母亲，这让母亲惊讶不已。

我们的父母总担心谈恋爱会误了孩子，尤其误了学习，所以阻止青春期的孩子与异性接触。没有与异性深入了解的孩子一旦成年，父母又逼着他们结婚生子。就像你说的，到年龄了，就像牲口一样被拉出来交配生崽。这样的夫妻关系是建立在什么基础上的？其实两个人根本没搞清楚，于是就成了两个"小孩"玩过家家的游戏。

传统社会中的家庭以孩子尤其是儿子为核心纽带，弱化了家庭中另一个核心关系：夫妻关系。丈夫在家庭关系中的角色是缺失的……如果我们在新时代还是墨守成规，拒绝将以亲子关系为纽带的传统家庭文化转变为以夫妻关系为纽带的新家庭文化，婆媳关系问题会继续进行代际传递，无法得到根本解决。

浅析东西方文化心理对心理治疗的重大影响 /201

那么，还有什么阻碍了他们？是我们的文化心理。东方是以集体主义为导向的人情社会，所谓家丑不能外扬，如果在大众面前承认自己有人际关系问题，那就是要命的事情。而西方是以个人主义为导向的公理社会，公开承认自己有人际问题，虽然也会有些尴尬，但不至于"要命"。

人性之痛：丧失——《三块广告牌》观后感 /205

但导演没有将希望进行到底。如果这是个 Happy Ending，那电影的深刻性就没有了。从电影开始时，我猜导演就不会给出真凶。果然，该嫌犯虽然做了坏事，却与米尔德里德的女儿无关。所以丧失就是丧失，无法挽回，不能弥补。

我不是在和一个人谈话 /211

当我身处治疗室的时候，当我和一个患者谈话的时候，我会感到患者的爸爸或妈妈就坐在我们的旁边看着我们谈话。当然有时候会是这位患者的丈夫或妻子，或是其他重要的人。甚至有时候会听到他们发声，有带着愤怒的话，也有带着委屈的话，其间会有敌意和对抗，也会有无奈和无助。

我是谁——浅析《绿皮书》中黑人钢琴家薛利的心理问题 /217

抛弃肤色差异，扔掉阶级区别，我们都是孤独的个体，我们需要他人的陪伴，我们需要他人的理解，这才是最终的答案。影片的最后，薛利拿着酒站在托尼的门前，尴尬地接受了托尼的拥抱。我想问薛利，明白自己是谁了吗？

现代东方家庭治疗——家庭治疗本土化思考（一）/221

"现代"这个词对家庭来说，就是指"权威"和"民主"之间的冲突。"权威"意味着集权、服从、专制，倾向传统；"民主"意味着平等、尊重、协商，倾向改革。"权威"更倾向家庭，"民主"更倾向个体。我在临床工作中发现了一个普遍现象：问题孩子的背后总有一位"不在家"的父亲，所谓"爸爸去哪儿"。更有甚者把这种现象称为"丧偶式育儿"。

最重要的原则是治疗师对所有家庭成员都抱持支持理解的正向态度，尤其是对父亲。也许父亲的确不是那么容易打交道，但尽量不要去指责和批评父亲的做法，要给予父亲更多的理解和肯定，以便获得父亲的认同，使其真正参与治疗。

负性认知确实让人深感痛苦，让人心生幻灭。但正是当负性认知出现时，患者才会意识到自己在整个事件中所担负的责任，才会让真实的自我和现实产生有意义的联系。而且我还要强调，在这一刻，患者会发现治疗师也有其极限，在这些破灭的幻象下治疗师也无法改变残酷的现实。当所有的幻象破灭时（包括对治疗师的期待的破灭），患者才会真正担负起自己的责任。这也是治疗的拐点。

我经常在督导的时候问咨询师：心理咨询到底是什么？让我感慨万千的是，竟然大多数咨询师不知道如何回答我的问题……假如咨询师自己都对心理咨询本身没有深刻的理解和认识，我不得不质疑他们是如何开展咨询工作的。在这里我可以再叙述一遍：心理咨询是借助心理学理论和技术，通过咨询师的引领，帮助来访者自我探索、自我发现以及自我成长，以解决其内心冲突和现实问题的一门专业技术和方法。

上篇 故事笔记

心系何方?
——记我的第一次危机干预

一看我的话起了作用，我有些激动地第三次喊道："小黄我相信你，你是值得信任的，他们绝对误会你了!"奇迹就在这一刻发生了。小黄突然态度亲切地问我："后面那些是真警察还是假警察? 是假警察我就下来。"我连忙说："他们都是假警察，小黄你下来吧。"

几年前一个平常的下午，我正在办公室里看资料，突然接到科里书记的电话。"康林，你现在在哪儿？"声音有些急促。

"我在办公室，有事吗？"我谨慎地答道。

"你赶紧到门诊大楼门口，有辆警车在等你。他们说是有人要跳楼自杀，没办法解决，正在僵持中。警方怀疑那人吸食毒品，通过院办找到我，要专家出马相助。我立刻想到你，研究毒品和心理干预都是你的强项，现在赶紧去。"书记一边布置任务一边匆忙解释。

"好的。"我看情况紧急，没有商量的余地，便马上出发。

果然，一辆闪着警灯的桑塔纳警车已经停在门口。车门旁边有位叼着烟来回踱步的警官。那时刚入夏，还不是很热，但这位胡子拉碴、稍显肥胖的警官卷着袖口，解开衣领，不停地擦着额头上冒出的汗珠。

"警官你好，我是康医生，你是来接我的吗？"我上前自我介绍道。

"康医生，你可来了，赶快上车，我们可急坏了。"警官一边为我开门，一边踩灭扔在地上的烟头。

我坐上后排座位，警官拉响警报器，警车呼啸着上了路。

"我姓王，是市局的，这次可要麻烦康医生了。"王警官回头介绍自己。

我看了看表，时间是下午四点整。我望着从车边闪过的车辆，问道："王警官，那个要跳楼的人在那里待多久了？"

"已经两个多小时了。市局的领导都来了，到现在也没把他劝下来。本来叫了消防队，想在下面一层楼打架子拉网，但被他发现了。现在我们真有点束手无策。"王警官的语气里满是沮丧。

"两个小时都没跳，多半不会跳。"我脱口而出。说完才发现这句话表面上是安慰王警官，其实安慰的是我自己。

说实话，心理治疗临床经验我倒是丰富，危机干预的理论也看过，但实际操作我还真没做过。不过凡事都得有第一次，先去了再说吧。

很快就到了事发地点，是在市政中心广场边的一座百货大厦七楼。

我们气喘吁吁地赶到时，立即被一帮穿制服的人围住了，听介绍是到场指挥的市局领导。

寒暄几句之后，我问了问去做劝解工作的民警，发现他所了解到的情况很少。

欲跳楼者是名青年男性，两点左右从一楼卖瑞士军刀的柜台抢了一把军刀，直接冲上七楼，翻过柜台后面的隔板，爬到七楼窗台，喊着不想活了、要跳楼。保安见状赶紧打110报警。

接到报警后，市局领导先后赶到。

劝解的民警说此人说话东拉西扯，胡言乱语，又很亢奋冲动，还拿刀划伤了自己，但伤势不严重。可是两个小时对峙下来，根本没问清楚情况，他摇头晃脑，神志不清，令人怀疑是否吸食了毒品。

大致情况就是这些，没有更多有用的资料，我脱了白大褂，身着便装，硬着头皮上了。

走到隔板后，我看到宽约一米半的走道旁是外墙玻璃。跳楼者小黄①坐在一人高的窗台上，面向窗外坐着，头发凌乱，神情迷茫。

最触目惊心的是，隔板、窗台和玻璃窗上到处血迹斑斑，鲜红耀眼。我想那是他划伤自己后，涌出的鲜血留下的痕迹。

我慢慢走到离小黄大约还有十米的地方，他突然回过头来大声喝住我："你是谁？不许过来！"

我赶紧停下脚步站稳，回答道："小黄，你好，我是政府工

---

① 本书中相关人物均为化名，下文不再一一注明。

作人员，你有什么困难，我可以帮你。"

"政府工作人员？你们把我用完就当狗屎一样不要了，什么政府工作人员！"小黄大声骂道，面露凶光。

"小黄，你家在哪里，我帮你联系你的家人好吗？"我尽量保持镇定，嗓音清楚，避免被他危险的举动给压制住。不过，第一次见到这种情形，紧张是难免的。

"家人？我妈生下我就不管了，他们从来就没爱过我！"小黄每次回答都声嘶力竭，充满愤怒。他并不是面对我说话，而是冲着窗外大喊，嗓音有些嘶哑。

我心里琢磨，是不是他和家人发生矛盾了，以致情绪崩溃，走到这一步。

"小黄，可能你误会了你的家人，你告诉我你父母的电话，我帮你联系。"

我刚问完这句，小黄却话头一转。

"方燕！方燕你这个臭婊子，你居然背着我和别人乱搞，还勾引我兄弟，我要宰了你！"小黄继续声嘶力竭地怒吼。

嗯？难道是情场失意，感情破裂，所以在这里寻死觅活？我又陷入思考之中。

"小黄，是不是你和你女朋友发生什么问题了，你告诉我她的电话，我们会帮你解决的。"

我力图问清小黄的问题，可小黄真的如民警所说，东拉西扯，不知所云。一会儿在那里摇头晃脑、喃喃自语，一会儿又冲着楼下看热闹的群众大声呵斥，还时不时把脚伸在空中晃荡，做出很危险的举动。

我汗流浃背，有些难堪。局面没有任何进展，我瞟了瞟手表，一个半小时过去了，什么都没问出来。

这时小黄又声嘶力竭地吼起来："你们也不相信我，你们为什么不相信我？"但这次我听出他的声音里面不只有愤怒，还有某种悲伤和委屈。

多年临床心理治疗的经验提醒我，这是一个切入点，事不宜迟，我立马大声吼道："小黄我相信你，他们绝对误会你了，你是一个值得信任的人！"

小黄缓缓转过头来看着我，目光闪烁。眼睛是心灵的窗户，我知道，我说的话一定打动他了。

再接再厉，我又大声重复刚才的话，还用力拍着胸脯："小黄我相信你，你是值得信任的，他们绝对误会你了！"

听到我第二次这么说，小黄转过身来，一只脚放进窗台内。

啊，我"击中"他了！他那飘浮在空中的灵魂像断了线的风筝，而我就是那个扑上去抓住风筝线的人。

一看我的话起了作用，我有些激动地第三次喊道："小黄我相信你，你是值得信任的，他们绝对误会你了！"

奇迹就在这一刻发生了。小黄突然态度亲切地问我："后面那些是真警察还是假警察？是假警察我就下来。"

我连忙说："他们都是假警察，小黄你下来吧。"

小黄乖乖地跳了下来，然后被一拥而上的警察给围住了。

市局的领导很高兴地过来和我握手，连声向我道谢，并赞叹"专家的能力"。

我感到筋疲力尽、口干舌燥，这确实不是件容易的事情，花了近两个小时，我居然做到了。但是我至今也觉得这件事情结束得有些蹊跷，让我摸不着头脑。那些警察明明就是真的，后来的对话真是稀奇古怪之极。我当时倒是顺着小黄说了，其实现在也没搞清楚为何是这样。

王警官送我回医院，路上也对我叹服不已。我很客气地回应着，但我的思绪飘离了。

小黄到底发生了什么事，其实我也不知道，我想我永远不会知道。但是我知道，人的心灵是多么需要被认同和肯定，需要找到自己的归宿。我猜测小黄是个"社会边缘人"，没有亲人，没有爱人，也没有固定的工作单位。也许对他来讲，身边的江湖朋友是他最重要的归属。

他所悲愤的是他被抛弃了，他不被信任，让他与仅有的归属也失去联系。于是他心无所依，他向着这个世界发出一声怒吼，可没有任何回应。

我来了，并听到了他内心的哭诉，我代表世界对这个游魂做出了回应。这个回应就像抛给溺水者的救生绳，把他给拽了回来。

我坐在车上，感到某种难以言说的心灵震撼。我的心又系在何处，托付在哪儿呢？

何处安放我的灵魂

"康老师，我一直笑着讲，我现在真的觉得这一切
都可笑至极、愚蠢至极，你不觉得吗?"高原依然
带着嘲讽的神态，微笑着说道。我心中突然有一
种凛然的敬畏。那是一种上帝俯视愚昧众生的微
笑，一种痛到极致而超然一切的微笑。

某天一大早，我就收到高原的母亲发来的一条短信："康老师，高原的情绪很不稳定，你一定要劝他服药，他听你的，拜托了！"

我看了短信，心想，高原容易焦虑的母亲又要向我施加压力了。本想强硬地拒绝她，转念一想，算了，先不着急，一会儿就要见到高原，我和他商量商量再回复他母亲也行。

10 点 30 分，高原准时来到咨询室。胖胖的高原架着一副圆眼镜，虽然已快到而立之年，但言谈举止的确有些孩子气。

高原今天的话很多，思绪跳跃，情绪漂浮，我有点抓不住重点。听了一段时间，我慢慢把握住了关键。高原呵呵笑着说自己今天早上痛哭了一场。但是他当前的情绪与所说的内容明显不符，我不能放过这个关键。于是我追问道："高原，你说你早上痛哭了一场，是怎么回事啊？"我拽住高原回到主题上。

高原用眼镜后的小眼睛瞄了我一眼，自顾自地说道："康老师，我 28 年的人生经历中，像这样痛哭的次数也就三次。"

这样看来，我要耐心地好好听一听高原的故事，以便他能道出今天来咨询的缘由。

"那能告诉我发生过什么事吗？"我摆出洗耳恭听的姿态说道。

高原举起右手，竖起食指说道："第一次是我外婆去世。当时我高考，家里人害怕影响我考试，向我隐瞒了消息，等高考完了才告诉我，我哭得很伤心。外婆小时候带过我，我们关系很亲密。"

"嗯，这是第一次，你外婆去世。"我缓缓地点了点头，重复了刚才高原的话。

"第二次就是我在北京读博士时，康老师我给你讲过这件事。我当时觉得我肯定读不出来，最后我崩溃了。我哭过，哭得痛彻心扉，那是第二次。"

"哦，那次的事情，我知道，把你弄得真的很惨。"我点头回应道。

"是啊，康老师，我记得跟你说过，我从小看过很多书，看过很多名人传记和名人纪录片。从小到大，当医生一直都是我的梦想。考上医学专业后，当一个好医生成了我的理想。考上博士后，它已经变成了我人生的信念。可那时做不了科研，毕不了业，我的人生还有什么意义呢？"高原回忆这些时，面带微笑。

我还是有点懵，高原的情绪与内容怎么差得这么远？

"是啊，高原，那次你都差点被诊断为精神分裂症了。还好是个误会，因为你当时受到了严重的刺激。你也走过来了，顺利毕业。最后，你也回到母校附属医院参加住院医师培训。这一次又是怎么回事呢？"绕了这么大一圈终于进入了主题，我很想知道高原的内心到底发生了什么。

"康老师"，高原还是保持微笑，但我的直觉告诉我，他话语里有些嘲讽的意思，笑容里透出轻蔑，"我选择回母校附属医院参加住院医师培训，一来她是我的母校，我对她情感很深，二来这里的临床水平的确很高，在国内也是小有名气。除了这两个重要的原因之外，我还有一个愿望没跟你说"。

"哦？是什么愿望啊？"我很好奇地回应道。

"你知道的，我们医学生都要参与临床见习和实习的。我还记得那时候医生和护士对我们和患者都很好，我一直还有那样的纯真美好的印象。我在北京那家医院的经历，就如我师兄所说，全是假大空，我的梦碎了。我回到母校附属医院，想重拾那些纯真美好。"高原情深意切地说起自己的心事，让人感到无比伤感和沉重。

是啊，我内心也泛起了波澜，我不也经历过这样的年轻岁月吗？曾经向往的纯真美好都成了泡沫，也经历了不堪回首的伤心往事……赶紧"刹车"，我连忙提醒自己，不能陷入自己的内心情感之中。

"高原，我听你这样讲，你经过三个月的住院医师培训后，发现你想要重拾的纯真美好岁月一去不复返了，是这样吗？"

"什么纯真美好啊，康老师，简直是乱七八糟，到处都是狗血的事情！"高原变得十分激动，眼睛直视着我，用极其愤怒的语气说道。

我还没开口，高原用手扶了扶眼镜，继续说道："康老师，我给你举个例子，我记得当时在心外科轮转，拿了一张CT片去请教一位心外科专科培养的师兄。我问他，这人诊断心脏肿瘤，请他指给我看看肿瘤在哪里。你知道他指的哪里吗？"

"哪里呢？"我问道。

"他指的是膈肌，天啊，这是专科培养的学生吗？心脏和膈肌我还是分得出来的吧，他在学什么？"高原的语气里充满不屑。

之后，高原继续说着临床中自己看到的种种乱象，愤怒像潮水一般喷涌而出。

我听着高原的抱怨和嘲讽，不知为何思绪却飘远了。高原曾经讲过的成长经历和家庭环境，竟然像电影一样一幕幕清晰地展现在我的眼前：

高原的母亲是部队里培养的军官，高原的父亲是地方上培养的干部，年轻能干的两个人结婚生子。为了孩子，他母亲放弃在部队的发展，转业回地方。他父亲忙于工作，只有母亲一个人带着高原。两人吵架、争执，幼年的高原躲在屋里吓得直哭，毫无办法。等到大一点，他就躲在屋里看书。开始看名人传记，看名人纪录片，思考人生的意义，思考如何获得内心的宁静……"不要去学爸爸当官，要去当医生，那是一份崇高而神圣的职业"，幼年的高原似乎看到了光明。

…………

"康老师，今天早上我又痛哭了一场，我感觉这里也像北京那所医院的科研一样假大空。没有一个干净的地方。"高原自己回到主题。

我的思绪一下被拽回，叹息道："高原，那你决定怎么办呢？"我知道这个时候没必要讲道理、摆事实，甚至我觉得劝慰的话都显得可笑。

"康老师，我一直笑着讲，我现在真的觉得这一切都可笑至极、愚蠢至极，你不觉得吗？"高原依然带着嘲讽的神态，微笑着说道。

我心中突然有一种凛然的敬畏。那是一种上帝俯视愚昧众生的微笑，一种痛到极致而超然一切的微笑。

"嗯，是这样的，你母校的附属医院也不是一方净土"，我承认道，"可你怎么办呢？"

"我决定休假。"高原收起了微笑，很干脆地说道。

"从什么时候开始呢？"

"从今天开始。"高原说道，表情漠然。

"好吧，我觉得这是好事，如果再继续下去，我担心你在北京读博时的事情又会重演。另外，我建议药还是要服上。高原，你现在情绪不稳定，药物于你有帮助。"

"好的，康老师，我会吃药的。"高原诚恳地点了点头。

"那你下周还来吗？"

"我不知道，我可能会回老家休假，也可能去外地散散心，只有到时再联系你了。"

我们起身道再见。

"真的很感谢你，康老师。"高原向我伸出手来。

我稍微用力地握住了高原的手，同时拍了拍高原的肩膀，叹息道："我们再联系。"

高原笑着点点头，转身离开了咨询室。

我坐回到沙发上，很是感慨，为什么高原竟然无处安放他高尚的灵魂呢？他那么努力地拼搏，却是一场败局，一身伤痛。

　　是的，面对世界上存在的污浊和混乱，我们的内心如何平稳安住？我突然想起维克多·兰克尔的话："唯有爱像铁钉一样焊进我们内心深处，会让我们无比坚强。"是啊，唯有成长时期父母真实和无私的关爱，才能让我们拥有不为外界所侵扰的平稳内心。面对患者，我们治疗师不就是给予爱的人吗？我们就是要用心理治疗师之爱来抚慰这些破碎的心灵。想到这里，我不禁深深叹息。

一趟不知终点的旅程

"那你为何会感到被抛弃、被拒绝?"我继续询问。
"因为我发现康医生在解决我和我男友的问题上没有办法!康医生都没有办法,那我还能找谁啊?"何嘉不由地发出感慨,带着深深的无奈。我恍然大悟。原来我一直被何嘉顶在权威的神坛上面。我总是最后可以垫底的人,是最终扮演拯救者的人。所以我只能是医生,我不能进入何嘉的生活,哪怕日常的任何时刻。

　　我对何嘉的治疗已经持续三年多，现在正式进入治疗的关键期。我揣度形势，暗自欣喜，自认为有十足的信心把三年多的"持久战"，结束在这十次左右的治疗中。

　　何嘉找到我时，正罹患严重的抑郁症。当时的何嘉从国外拿到硕士学位回国没有多久，接二连三的不顺导致她情绪逐渐低沉。压倒她的最后一根稻草是在工作上的过度消耗，最终整个人崩溃得一塌糊涂。抑郁症最严重的时候，何嘉觉得生无可恋，常常出现自杀的念头。心理治疗无法把何嘉拉出泥潭，在数次治疗后，我建议何嘉住院，先用药物缓解症状。

　　虽然住院之前的治疗没有什么特别的疗效，但我们还是建立了比较好的信任关系。何嘉出院后继续来找我做心理治疗，她深知自己在处理人际关系上有严重问题，所以需要我的帮助。

　　回想起最初的治疗，最有意思的事情是一次何嘉在治疗室的表现，让我无比诧异。这事发生在数次治疗后，那时我通常会在治疗快结束前，留点时间询问患者对此次谈话的感受和想法。

　　何嘉的回答让我极其震惊。身材娇小，长着娃娃脸，大眼睛，衣着入时的何嘉的答案是："什么都没有。"

　　什么都没有？我感觉很奇怪。"何嘉，你全程都在全神贯注地和我谈话啊？怎么会什么都没有呢？"

　　"嗯，是的，我平常与人说话就是这样的。"何嘉的语气淡定，令人感觉不到丝毫的不对劲。

　　"哦？你平常会怎样和人谈话？"

　　"我其实不知道怎么和人谈话"，何嘉腼腆地笑了笑，"一般的社交场合，没人注意时，我就偷偷变成一个'隐形人'。但是有些情况下，比如听父母长辈讲话，必须面对面，逃不掉的话，我就会像刚才那样，做出一副全神贯注在听的样子，这样会显得礼貌和尊重，但别人说的话左耳进右耳出，根本没上心，而且我还可以自己想自己的心事，没人知道这些。这个本领我已经练了十多年了"。何嘉一本正经地把话说完，完全没有注意到我惊异的表情。

这是我真正的第一次接触到何嘉本质性的东西，也是她第一次向外人表露自己的内心世界。在此之前，没人在意一个全神贯注听别人说话的人其实只是一副躯壳，而魂魄早已不知飘向何方。

这次治疗后，我和何嘉约定每次都要讨论治疗过程中哪些时候是真正在听，哪些时候早已走神，并检视为何会听，又为何走神。我还真佩服一个人可以把自己训练成这样，让他人毫无觉察地面对一个心神飘浮的躯壳。可惜还来不及进一步治疗，何嘉就住院了。

接下来，何嘉在我这里断断续续维持了三年多的心理治疗。其间她虽然在坚持服药，但也反复跌落过数次。与高中同学从恋爱到分手的痛苦，陪伴尖酸挑剔的母亲出国旅游回国后的崩溃，被自认为可托付终身的美国男友直接甩掉的绝望等。还好，我总在她摇摇欲坠的关键时刻拽住了她，使得何嘉没有真正坠落深渊。但我还是对治疗效果不满意，也许真的需要等待，等待那个时机到来。

于我来讲，何嘉有很多需要解决的问题，比如如何在人际交往中表达自己的诉求，如何不一味顺从屈服别人的意愿，如何划清自己与他人之间的责任界线等。但最困难的是她与父亲纠缠不清的情结。

大约在何嘉五岁时，她的父母因性格不合而离异（她的母亲的确是一个较为吝啬和刻薄的人）。母亲抚养姐姐，而何嘉则判给父亲抚养。但父亲忙于生意，基本上没有时间照顾何嘉，于是将其托付给自己的妹妹（何嘉的姑姑）照料。寄人篱下的生活使得何嘉变得坚强独立，但渴望父爱的心愿却从未消失。何嘉抑郁发作以后，父亲的身体又有了问题，两人过去未了的情结这下有了机会充分表达。

何嘉在父亲面前退行为十岁左右的女孩，随意撒娇、使性子。年过花甲的父亲拖着有病之躯，对她各种放纵娇宠。面对这样的现状，我真的有些无力，而且其严重性已经影响到我的治疗。在一次探讨何嘉与父亲的关系后，何嘉做了一个让我极为震惊的举动：把自己的房子卖掉，搬去和父亲住在一起。对这个让我难以置信的行为，何嘉解释为要更好地照顾有病的父亲，不让那个女人（何嘉的继母）害了父亲。虽然我也曾和她父亲有过交流，但和一位有病在身、年过花甲，又一心想弥补过错的老父亲竞争，我是毫无还手之力的。即使我扶住了摇摇欲坠的何嘉，但我无法从根本上消除她想退行的欲望，看来治疗得从长计议。

治疗就慢慢变成这样，何嘉有时两周来一次，有时一个月来一次。谈的都是一些老生常谈的事情，其间我还经她介绍帮她姐姐（没有成功）和一位表妹解决过婚姻家庭问题。终于，终结这一切的时候到了。

时间是一个必经的过程，当何嘉儿童式的情感被满足后，逐渐渴望父亲更成人化的情感表达。尤其是渴望被认同、被肯定、被理解这些成人式的情感不断在父亲那里受挫，使得何嘉越来越失望，甚至不再对父亲抱有期待。这时候又发生了一件让何嘉更为焦虑的事情。本来已分手近三年的男友又发出了邀请，希望何嘉回到身边。于是何嘉去了美国和男友短暂相处，但美国男友以她患有抑郁症为由又对她变得冷淡起来。无论何嘉发什么信息，他都当缩头乌龟，既不说分又不说不分，让何嘉不知如何处理，焦躁不安。

何嘉重新回到治疗室，并向我提出每周两次的治疗。这是坚强独立的何嘉第一次这么强烈地主动向我发出邀请，这让我变得兴奋起来。我怀着满满的信心，准备打一场"歼灭战"。

前两次，我充分地倾听、共情，并就当前的情况进行了梳理和分析，而且肯定何嘉在与男友的关系中拥有主导权，只需要耐心等待。这让何嘉慢慢平稳了下来，接下来我想单刀直入，就我和何嘉的关系进行讨论，让她更能明白人与人之间的诉求与责任的边界。我是这样制定了"作战"方案，但真正实施的时候，情况完全出乎我的意料。

关于我和何嘉的关系，的确有些耐人寻味的地方。通常进入长程治疗的患者，我都会给予电话号码或微信号，以便患者在有需要时求助，同时也是一个定心丸，增加患者的信任度。一些治疗师会担心自己的生活被搅扰，但我的经验告诉我这样的事情少之又少。

可在我开始这样做时，就被何嘉拒绝了。

"我是不会给你打电话的。"何嘉的态度很坚决。

"这是为什么，你有困难可以及时联系我啊。"我还是第一次被拒绝，而且被如此强硬地拒绝。

"康医生，我不会给你打电话的。原因嘛，第一，我不想欠你的情，欠了人情是要还的。你是医生，我不知道怎么还。第二，我不想平时与你联系，我不想让你进入我的生活。你当我的医生就好了。"何嘉的话滴水不漏，而且非常直接。

我想，你怎么还，你能好起来，重新投入自己的生活和工作就是最好的偿还。可这话实在不好说出口，说了也没用。之后我又数次提到同样的事，都被何嘉给拒绝了。拒绝的理由不仅没少，还有增加。

"康医生，我现在已经是一个废人了，如果平时还给你打电话，我最后的一点点独立的价值都没有了，所以我不能打。"何嘉无比顽固地坚持。即使其间已发生数次危机，也没改变她不寻求帮助的行为模式。

好吧，我想，我不能去要求一个以此为核心价值的人，破坏了它，人也就塌了，便只好作罢。但是我其实这么多年都没明白，为何我一直被何嘉隔离在生活之外、只能以医生角色存在，直到现在。

密集治疗进入第三次，我仍然从她男友的事情开始谈起。何嘉还是很苦恼："康医生，你说我在关系中有主导权，但我回去和姐姐说起时，姐姐却认为是我男朋友有主导权。"

同样的问题又来了，不过我觉得不重要，我要把问题展开。"何嘉你看你的男朋友让你失望，你生活中让你失望的人还有很多啊！"我悄悄拉开网。

"是啊，我生活中没有朋友，有也是酒肉朋友。"何嘉双眼盯着地板，悲哀地说。

"我说的不只是你的朋友，还有你的家人，尤其是你的父亲。"我慢慢收网。

"是啊"，何嘉的情绪被激发了，"我现在恨不得早点搬出去，我对他没有任何期待，不见最好！"何嘉已经重新买了房，可装修的油漆味还未散尽，暂时无法入住。

"嗯，何嘉，你看你生活中能好好谈话、交流的人都没有。"我的网开始收拢了。

何嘉抬起头，跟进我的话："说实话，我真的很孤独。即使有了新房子，我搬进去仍然觉得孤零零的。"

"那你觉得和康医生谈话感觉怎样？"我直奔主题了。

"当然好啊，只有在你这里我才觉得是放松的。我可以呈现真实的自己。"

好，这句话正是我要的。我准备收网了，不过我不能露出丝毫破绽。

"何嘉，你看，在我陪你经历的三年中发生了这么多事情，你一直都说自己搞不好人际关系，在这里我可以告诉你到底是为什么。"我努力选择恰当的词语来表达。

"为什么？"何嘉睁大的双眼表明她迫切想知道答案。

我有些激动了："何嘉，我可以这样说，你对人的期待是有问题的，你所期待的人不能给你想要的，但你却非要撞到墙才回头，那时候你已经痛苦不堪、几近崩溃。"

何嘉睁大眼睛，一动不动地听我说，我心想，有戏。

"比如你期待你妈妈能知晓你的孝心，可你差点被弄崩溃，无论怎么做她都不满意。"

"别提我妈，我早死了这个心。"何嘉不屑地说。

"又比如你父亲，你希望得到理解、认同和肯定，可现在你发现你也是得不到的。"

"是啊，现在我都不想去见他了。"何嘉悲哀中有些愤怒。

好了，该总结的时候到了。我舒了口气，接着说："何嘉你看，如果你能区分每个人可以给你什么，你就不会在人际关系中如此付出，承担那么多责任。你只需付出你能从他们身上可以得到的就行，我要说的就是这点。"

"可是康医生你还没告诉我该怎么办呢？"何嘉突然问道。

怎么办？我有点焦躁起来，何嘉没明白我说的话吗？我沉住气继续解释："比如你父亲能给你物质上的支持，你就不要期待其他，如果你希望得到理解支持，我可以提供理解支持，推及其他也是这样。"

"那我男朋友呢？"何嘉一下提出这个问题。

男朋友？我突然意识到在这个房间里还有一个"阴魂不散"的人在和我竞争。这个我完全没有在意的人，现在竟成了我最重要的对手。

"男朋友？他什么都不能给你，现在一点回音也没有。难道你真的要去美国找他，问个清楚？"我黔驴技穷，说这些话纯属被逼。

"对的，我就是要去美国，在他公司门口堵他，我知道他在哪儿上班。"何嘉恨恨地说。

"即使堵住他了，你就能得到你想要的答案吗？"我再次挣扎一把。

何嘉沉默了，我知道我击中了她的要害。

时间在悄悄流逝，我得打破沉默。"何嘉你在想什么？"

"康医生，你还是没告诉我该怎么办啊？"

嗯？我有些吃惊，我把之前说的话又重复一遍："你父亲可以给你物质上的支持，你的朋友可以给你陪伴，我可以给你理解认同，就这样啊。不要去期待别人无法给你的东西。"

"那我男朋友呢？"何嘉不依不饶，又绕了回来。

"你那位男朋友，我看没什么指望了，你何必非要吊死在一棵树上呢？"我已经忍无可忍。

时间已经到了，我得把最后的话问了，才能结束。"何嘉你对这次谈话感觉怎么样？"

"感觉很不好，甚至很厌烦，我觉得我要考虑是否换一位医生。"何嘉的话如一记闷棍。

"为什么会是这样？"我尽量保持镇静。

"因为你的说法和我家人一样啊！我姐姐也劝我分手算了，如果康医生说的和普通人没区别的话，找你还有什么用。"何嘉的话很在理，可也刺中我的心，我这时已感到背心冷汗直冒。

"这样，何嘉，我们之间可能发生了什么，是我们不清楚的，以致我说了那样的话。今天没有时间讨论了，我还是建议你下次能继续。"我比较狼狈地挽回一点局面。

何嘉答应再来，我也相信这么长时间建立的信任不至于就这样崩塌了。

何嘉走后，我坐在沙发上叹息，虽然我并没有完全被何嘉的话吓住，但如果下次处理不好，何嘉有可能就真的"脱落"了。我想起欧文·亚隆在《诊疗椅上的谎言》中借一位治疗师之口说："我不用任何技术，我要用的就是真诚。"真诚，好的，下一次的做法就是真诚表达我的感受和想法。

三天后，我又见到了何嘉，她来得比我早，进门时还很热情地问我早，表情很友善。这让我放松了很多。

话题自然延续上次何嘉的感受。何嘉并没有平复上次结束时的负面情绪，我提议回顾一下上次的谈话过程，看看问题是怎么出现的。

"好啊，可我不记得了。"何嘉把责任推给我。

"那好，我来。"我倒是记得很清楚，正好也整理整理我自己的感受和想法。

于是我慢慢地回溯上次的谈话内容，并仔细体会自己的情绪变化。

当谈话回溯到何嘉说她的男朋友时，我突然觉察到我的烦躁。我坦诚地告诉何嘉："何嘉，你知道我其实一直在等待时机。我们一起经历了好多事情，但我发现我遇到一个难以挑战的人，就是你父亲。你强烈渴望得到父亲的关注和认可，而无法真正走近我，一直让我无能为力。现在你终于放弃了对父亲的期待，我自认为时机到了。可半路又杀出个程咬金——你的男朋友，把我的预设全打乱了，所以我在不耐烦中说了那些话。我真没想到你男朋友对你这么重要！"结尾时，我语气很沉重，我明白，强调这一点是表达共情，也就站在了何嘉的立场上。

何嘉不再埋怨我，她深深地叹气说："是啊，真的很重要。虽然三年前他向我提出了分手，但我一直把他放在心底。我觉得他就是我要找的男人。"

三年前，情绪不好的何嘉去美国散心，认识了男友。两人一起去看狂欢节花车巡游。个子矮的何嘉被淹没在人海之中，什么也看不到。这时男友突然蹲下，把她扛在了肩上。高高在上的何嘉一下子感到头晕目眩，一种久违的幸福感包围了她。不是巡游花车的华丽和环境的热闹，而是扛着她的男友给她的支撑和照顾

（在我看来是何嘉渴望已久的父亲似的关爱）。两人很快坠入情网。

可就在这时，长久的不安全感让何嘉做了一件极为不正确的事情，惹怒了男友。在一个周末，何嘉约了其他朋友出游。夜深时，何嘉让朋友打电话给男友，说自己脚受伤了，走不动路，让男友开车来接自己。男友匆匆赶来时，发现了真相。当晚他没有说话，第二天一早把何嘉的行李放到客厅，撂下一句话"我不和一个未成年人谈恋爱"，然后径直上班去了。事已至此，无可挽回，何嘉灰溜溜地回了国。

一段渴望的感情被自己搞砸了，何嘉后悔得要死，虽不断联系男友道歉解释，但男友关闭了窗口，杳无音信。直到最近，男友又发出了邀请。但在何嘉回国后，男友以其有抑郁症为由变成了缩头乌龟，不给任何消息，让何嘉极为焦躁。

谈到此处，我提出两点建议，但其实只有一点可以实施。作为心理医生多年，我处理过无数婚恋问题，专家说不上，解决婚恋中的困难我还是有一套的。

我郑重其事地说："何嘉，当前的情况是一个恋爱问题，如果你男友在国内，我可以就现况分析，并提供建议让你参考实施，甚至邀请他一起参与。可是你男友远在美国，仅有的联系方式只能是彼此发信息。可目前连这条路也行不通。你看我们是否先暂时放一放，处理你自己的问题？"

何嘉一脸茫然地看着我，没有说话。我看时间不多，我得把最后的问题问了。"何嘉你对这次谈话有什么感受和想法？"

"我被抛弃了，我被拒绝了。"何嘉大声说道，语气中带着凄凉。

我立刻纠正何嘉的话："何嘉，我等了三年多，一直坚持为你治疗，什么时候抛弃你、拒绝你了？我刚才说的只是建议你改变一个方向，暂且搁置你和男友的问题。"我知道我尽力掩饰了自己的怒气，但语气中肯定充满委屈。

何嘉没有说什么，当然也没拒绝下次再来。

接下来一天的工作，我没有多想，也来不及多想。半夜醒来，一看手机四点半，一点睡意也没有，干脆仔细琢磨琢磨何嘉的问题。

何嘉到底是怎么回事呢？我知道她表达被抛弃被拒绝的感受是真实的，我用几句话不可能改变她。可为何她会产生这种感受？逻辑在哪里？

我认为，我们所讨论的内容不是最重要的，重要的是我和何嘉之间的关系。这个关系的逻辑就是核心所在，也是何嘉所有外在表现的本质性内核。

我和何嘉的关系？何嘉一直将我放在"医生"的位置上，无论如何都不在治疗室外打扰我，这是一种什么性质的关系？何嘉对我到底期待什么？我突然联想到她试探男友的那次后悔的愚蠢行为，难到何嘉也在试探我吗？

嗯，是的，何嘉有意无意在试探我，试探我是否能无条件接纳她的所有。无论她怎么做，我都不能去否认她，反对她。即使她要去美国找男友，我也不能说不。

我认定我找到了真相，这就是内核，这就是本质。好了，下次的治疗我就和何嘉对质这件事情，揭示何嘉潜意识中的诉求。

睡意再次袭来，我放心地睡了。但事实再次证明，真相永远只有患者本人才知道，而不是你我能简单猜到的。

何嘉再次来到治疗室，我直奔主题："何嘉，我感到你上次说的被抛弃、被拒绝的感受是真实的，而且很强烈。"

"是啊！"何嘉尴尬地笑道："我跟我朋友说我的医生不要我了。"

都跟朋友说了？看来情绪真不小。我心想，还好，我没有简单忽略何嘉的反应，轻易让它溜走。

"何嘉，我要说的是，你这样做是你没有意识到的。"我开始发力，要击碎何嘉坚守已久的堡垒。"你其实是在试探我，试探我能否接纳你的所有。无论你选择和决定怎么做，我都要接受，你选择不让我进入你的生活，你决定治疗的频率。一旦发现我反对你的选择，你的负面情绪就上来了，被抛弃、被拒绝的感觉就来了。"我一口气把所想的全抛了出来，这是我的牌。

"试探？"何嘉有点迟疑，缓慢地抛出她的牌，"没有啊，我从没试探过你啊！"

否认！我还有牌可以打。"你看你曾试探过你的男友，但是结果是他放弃了你。"

"这件事情我不否认。"何嘉默默点头。

"是的，何嘉，你有意无意地对所有人都抱着这样的态度。如果别人达不到你的期待，你的负面情绪就来袭击你了，这是你不知道的。"我肯定地说。

"是吗？"何嘉露出惊讶的表情，有些半信半疑。"我要好好消化一下。康医生你所说的我不完全明白。"

此时，我觉得我在把自己的观点强行塞进何嘉的大脑，这种做法是最无效的。治疗永远都应该是探索式的、启发式的。

我放弃了说教，转而向何嘉发问："你对康医生的期待是什么？"

"我期待康医生能解决我所有的问题。"何嘉诚恳地说。

"那你为何会感到被抛弃、被拒绝？"我继续询问。

"因为我发现康医生在解决我和我男友的问题上没有办法！康医生都没有办法，那我还能找谁啊？"何嘉不由地发出感慨，带着深深的无奈。

原来如此！一道灵光闪现，我恍然大悟。

原来我一直被何嘉顶在权威的神坛上面。我总是最后可以垫底的人，是最终扮演拯救者的人。所以我只能是医生，我不能进入何嘉的生活，哪怕日常的任何时刻。一旦我跌落神坛，何嘉也就成了没有拯救者的孤儿，没有依托者的弃子，故而内心升起强烈的被抛弃、被拒绝感。

看来真的不是我所认为的何嘉在试探别人是否接纳自己，那是我自己先入为主的想法。每个人，每个个体都有截然不同的内心世界，岂是我们能随意推想和揣度的呢？

我具体说明我的想法后，又追问何嘉对此的反馈。何嘉默默地点点头，看来我们达成了一致。

"你对你男友的期待是什么？"缓和一下后，我再次发问。

"我期待他的陪伴。"何嘉立刻回答。

"那他再次邀请你去美国时，其间发生了什么事，导致你们最终变成现在这个样子？"

"我去之前就跟他说过我有抑郁症，但他都没拒绝我。我想是不是我告诉了他我有些疯狂的念头，吓坏了他。"何嘉的思维一下清晰起来。

"你是说你心情不好时，脑子里会冒出伤人或自伤的那些想法？"我进一步核实。

"我想是吧，我男友作为普通人肯定很难应对。"何嘉站到了男友的立场上。

时间快到了，我最后还是要问问何嘉对这次治疗的感受和想法。

何嘉笑着说："我终于明白康医生其实还是一个人，还是有不能解决问题的时候，这是我以前从未真正想过的。"

何嘉离开了治疗室，留下感慨万千的我。我经历了怎样的历程，一切像过山车一样惊险，但又像一趟不知终点的旅程，收获了许许多多异乎寻常的风景。

每一次治疗都是未知的旅程，治疗师和患者是这趟生命之旅的旅伴。怀着开放的心去看风景，虽然艰难，仍值得我深深品味。

故事主线
——一趟不知终点的旅程(续)

此刻我才发现，我以为在治疗室里发生的故事是主线，但事实完全不是这样的。何嘉在治疗室外，内心偶发的片段性的思考才是主线。那些散漫的、断裂的思绪在混沌中慢慢汇聚，像涓涓细水，最终成为河流，冲垮了何嘉内心的那堵墙。被困住的、期待自由的心灵，终于破茧而出，化蛹为蝶。

遭遇死亡

何嘉是我的一位长程治疗患者，算一算时间，差不多快五年了。这五年里发生的事情太多了，我无法一一记录下来。总之这么多年下来，我自认为何嘉的状态变得越来越好，焦虑、抑郁的情绪明显得到缓解（见上一篇《一趟不知终点的旅程》）。而且她生活规律，坚持健身，自己照料自己的生活，药物也减为两天半粒，观察了半年多，各方面的情况都很稳定。我正为自己的治疗暗自高兴的时候，何嘉却感觉不对劲了。

何嘉感觉不对劲是在减药以后不久，那时候她搬进了自己的新家，从父亲的家里搬出来，自己过独立的生活。我还特意到何嘉的新家拜贺，她当时的精神面貌很好，这是一年前的事。

我们的治疗也变为一个月一次，更多的不是治疗，而是随访观察，何嘉谈到自己的新生活，总体上还是很高兴的。新房子是按她自己的想法装修的，小区里的邻居与自己年龄相仿，兴趣相投，很快有了新朋友，何嘉自己做饭、做糕点、健身，看起来过着非常惬意的生活。

几个月下来，又一次随访中，何嘉向我谈到越来越不适应当前的生活，最明显的就是缺乏感受，有一种内在的空虚感在侵袭自己。当时我想的是何嘉尚不适应当前比较闲适的生活。以前她忙惯了，总是处于一种紧张焦虑的状态，现在突然闲下来，还没找到生活的方式。

这一点我有深刻的了解。何嘉成长在离异家庭，姐妹两人分别由母亲和父亲抚养。何嘉的爸爸工作很忙，经常出差，无法照料她，于是将何嘉托付给她的姑姑抚养。何嘉自幼就过着寄人篱下的生活，慢慢养成了孤僻、独立的性格。但她内心一直渴望亲情，却无法表达，也无法真正得到，尤其最渴望的父爱更是可望而不可即。

度过艰辛的学习生涯，留学归来的何嘉在一家教育机构工作，由于她一直养成的过度责任感，甚至带有相当的强迫倾向，最终抑郁发作，出院后继续找我做心理治疗。

这是一趟艰苦的治疗之旅。

其他不说，有一个重大的变化让我感到特别吃力。何嘉的父亲意识到自己的疏忽是何嘉发病的重要原因，何嘉生病以后，他表现出对何嘉无微不至的关心。何嘉渴望已久的父爱，在这时突然降临，本来疏离的父女关系，一下子紧密起来。

在何嘉与父亲的家庭访谈中，我发现我成了一位局外人。何嘉在父亲面前不再是一位成年女性，而是退行为一个小女孩，父女之间充满亲密互动。甚至在此期间，何嘉本来有自己的房子，也在突然间卖掉了，搬进了父亲新组建的家庭。复杂的人际矛盾和冲突让何嘉焦灼不安，其间数次跌落在危机之中，还好我们一起度过了这些危机，走到了何嘉又搬入新家的时候。

但何嘉越来越强烈地诉说空虚感，每次的随访都会谈及这个感受，甚至说到如果再这样下去自己就真的无法承受了，还不如回到以前焦虑紧张的状态，起码还有感觉。

何嘉反复数次谈起后，引起了我的重视。我决定恢复每周一次的访谈，看到底发生了什么。

何嘉自诉的问题是没有办法集中注意力，如无法坚持读一些书，不管是专业书还是非专业书，这也影响了何嘉重新投入社会生活的心态，最重要的是无法找到一份能养活自己的工作。

之前数次的讨论我都摸不着头绪，当何嘉再次说到此点时，我默默地想了想，决定问一问何嘉是怎么坚持健身的。

"康医生"，何嘉笑着答道，"我每周去健身房和游泳馆各两次"，但她的笑容里总有些疏离感。

"那你怎么做到坚持健身的呢？"我还是想知道具体的过程。

何嘉想了想说道："我之前身体不好，我去锻炼身体带有一些强迫性，是逼自己去做的。"

这个回答把我想知道的细节给堵死了。这条路被堵死了，我有些黔驴技穷。

我坚持问道："何嘉，这样，你能否具体讲讲锻炼的过程，不管怎么样，你可以坚持，一定有什么内在的力量在驱使你，说不定完全不是你讲的逼迫感呢？"

"哦，康医生，你问我具体锻炼的过程的话，我觉得去健身房和去游泳还真有不同。"何嘉皱起了眉头，迟疑地答道。

好啊，这正是我想要的。

"有什么不同呢？"我追问。

"将游泳和健身拿来比较的话，游泳更难。"何嘉回答说。

"难在哪里呢？"这太让人奇怪了。

"我在健身房里可以听音乐，对我来说，如果没有音乐，要锻炼是比较难的，但游泳时就没法听音乐了。尤其是游蛙泳时，当头埋进水里的那一刻，万籁俱寂，什么都听不到，这种感觉让我特别难受。"何嘉看着对面，像是自言自语似的。

说者无意，听者有心，我突然被击中了。

听不到声音，万籁俱寂而引发的难以忍受的感觉，这指向了什么？

我听见我自己的内心在说：埋头入水的时刻，对何嘉意味着与世界的分离。这虽然只是一个行为，但这个行为背后暴露了她内心的重大秘密——她在失去一个与她有着重大关联的人，以致她与世界的联系发生了重大的问题。

这个理论解释来自欧洲的"存在精神分析之父"——鲍斯，他与德国存在主义哲学家海德格尔一起创建了存在精神分析学，最基本的假设就是一个存在（人）总是借助各种方式（防御机制）和外在的世界发生联系，以避免自己陷入存在困境（死亡、孤独等）。

我的脑子飞速转了起来，谁是何嘉现实生活中最重要的人？毋庸置疑，是何嘉的父亲。

我回忆起近来或者近一年的时间里，我们已经好久没有谈及何嘉的父亲了。

说到这里，不得不提到何嘉的父亲，他身体不好，几年前被诊断为慢性肾炎，肾的功能在逐渐减退，需要不断去医院做肾透析。

我于是重新整理思路："何嘉，我想问问你父亲目前病情怎样？"

这个问题一下把何嘉问住了，她挠挠头说："我不清楚。"

这一下让我震惊了，记得以前何嘉是多么在意父亲的病情啊，陪着父亲去医院检查，给父亲买药，关心父亲的治疗效果，在网上寻找方案，可今天问起她父亲的病情，何嘉竟然完全不知。

"你们不是每周要聚会一次吗，难道聚会时，你也没在意吗？"

"是的，我并没有太在意，每次我去吃过饭就走了，也没和我爸多说什么话。"何嘉漠然地说："我也很奇怪，即使你现在说起了我爸爸的病，我心里也没什么情绪，既不焦虑，也没有担心，好像这事情与我无关。"

不，不，我太吃惊了，这不是我之前遇到的何嘉，这个以前虽然焦虑但极富感情的何嘉怎么变得如此麻木、如此迟钝？我猜测其父亲病情一定是加重了。

"何嘉，不管怎样，你父亲的大致情况，你总有了解的吧？"我锲而不舍地追问。

"唉！"何嘉叹息道："他一年不如一年，现在连出门都成问题了。"

原来其父亲的肾功能衰退很明显，需要定期去医院做肾透析，一旦出远门就会支撑不住，而且也不可能到旅游的当地去做肾透析。医生已建议换肾，但是一直没有找到匹配的肾源。

我决定打破砂锅问到底："那医生是怎么说的？"

何嘉抬头望着我："医生曾经说过，我爸爸只有五年的寿命了。"

"现在还剩多久？"

"两年。"何嘉小声地说道。

然后，我们又陷入了沉默。

死亡，这个致命的终极困境在我们面前露出了狰狞的面孔。

"看来，我们要好好谈谈这件事情。"最终我打破了沉默。

"那我下周再来。"何嘉迅速抓起手提包，披上外套，逃跑似地离开了咨询室。

负隅顽抗

何嘉所发生的事情，我现在大致有了理解。父亲逐渐走向死亡，激起了何嘉强烈的焦虑。她搬离父亲家，现在看来不是开启了新的生活，而是在逃避面对父亲的死亡。这不仅是现实层面的隔离，也是心理层面的隔离。内心的防御机制隔离了自己的情感，变得麻木、迟钝，甚至冷漠，对什么都不再关心。情感的隔离虽然可以缓解其父将死带来的痛苦，可同时也把生命的一切活力埋没了，变得不能投入现实，无法感受生命，一切都如此疏离，什么都无所谓。空虚感逐渐吞噬何嘉，这是何嘉仅有的感受了，也是她一直感到困惑的原因。

我做好了准备，要和何嘉好好谈谈死亡这件事情，看看我能否将这台熄火的发动机重新点燃。

何嘉如约而至。

　　我问起上次谈话的内容，何嘉的回答极其让人失望："我不记得了，真的很抱歉，康医生，我不是故意的，我最近一直都是这样。"

　　好吧，那就由我来回溯上次的内容。

　　"我们最后谈到了你父亲的病情，你说到他还有两年的寿命。"

　　"哦，对的"，何嘉仿佛恍然大悟，"上周聚会的时候我特意关注了他的病情，的确明显加重了"。

　　"看来确实是这样啊"，我叹息道，"那何嘉你打算怎么办呢？"

　　"怎么办？"何嘉奇怪地问我，"医生都没有办法，我还能怎么办？"

　　"我不是说你父亲的病，我是说你的生活，你当前反复提及你无法投入学习，无法找工作，注意力不集中，面对这种生活状态你准备怎么办？"

　　"我也不知道，康医生，你说到我父亲的病，的确我也想过，两年之后他真的走了，我也就没有了生活依托，应该去找工作之类的。可这个念头也仅是在脑子里一闪，又回到那种无所谓的状态了。"

　　看来何嘉的隔离机制已经在她与外界之间形成了一堵厚厚的墙，必须用强力才能凿开。而我就是那个使万钧之力的人。

　　"何嘉，你想想，假设你就这样生活下去，你临死的时候，会用什么样的墓志铭来总结人生呢？"我开始出手了。

　　"那将是一个毫无价值的人生。"何嘉平静地看着地板说。

　　"毫无价值，仅此而已，没有其他了吗？"

　　"还有什么？一无是处，虚度光阴，浪费人生，差不多。"

　　"何嘉，你的意思是从现在起你就是一个等死的人了？"我加重了力度。

"嗯，是这样吧，我也这样认为。"何嘉还是显得很平静，波澜不惊。

"不，不仅仅是这样。"我摆摆手。

"那还有什么？"

"这前面还要加上一个前缀！"我的音调明显高起来。

"那是什么？"

"如果写成墓志铭，我想应该这样写：这里埋着一位等着父亲死的等死的人。"我毫不客气地重重"撞"了何嘉，我想撞开那厚实的难以撼动的高墙。

"那我就是一个等着父亲死的人啊！"何嘉的语调升高了半度，显然她的情绪起来了，"可我还能做什么？"

"你可以问一问你爸爸有什么想法啊，难道他一点也没谈起过他的心愿，还有身后的事情吗？"

何嘉停顿了一下，脸露迟疑之色。"我爸反复说过他很想回到当年参军的地方，可是，以他目前的情况，他根本不可能去得了。"

"你可以去呀！"我有点激动了，我甚至想到了电影《遗愿清单》，两个患绝症的人去环游世界，实现自己最后的心愿。

"这个我没想过。"何嘉有些踌躇。

"可能还有一些事情是可以做的。"我鼓励道。

"好吧，我回去试试。"何嘉的确被触动了。

初战告捷

接下来的一周，何嘉的反馈让我很感动，并数次泪眼婆娑。

原来何嘉按我所说的话问了父亲，她父亲和我说的几乎一样，非常同意何嘉代替自己去当年参军的地方，而且可以随时发视频回来，以了却自己的心愿。近一周来，何嘉主动问候父亲的次数增多了，还愿意陪父亲在网上斗地主，聊聊天，增近了父女的感情。何嘉的父亲很欣慰地说还是自己的女儿对自己最贴心，听到这些时我很感动，泪水在眼眶里打转，让我有些哽咽。

随后的对话更有启发性了。

"康医生，我自己回家后反思了一下，我觉得是我和父亲的关系导致了我现在的状态。"

"哦？你说说看呢？"

"我觉得父亲因为在我幼年时对我缺乏关爱，后来发现我生病了，他有很强的内疚感，于是给予我钱物，以减轻自己的内疚感。而我为了满足父亲，也就顺理成章地接受这些馈赠，最终我完全不能以成人的方式生活，退缩在安乐窝里。"

嗯，这简直就是一场精彩的人际动力分析嘛，只是不是我说出来的，而是何嘉自己说出来的，真是太振奋人心了。

我为此感到高兴，以前萎靡不振的何嘉有了某种活力，生活有了新的目标和规划，看来死亡休克治疗是有效的，而我要做的就是乘胜追击，继续步步为营，巩固胜利。

"何嘉，那你对自己有什么打算呢？"

"我也为自己想了想，最近我的几个朋友有一个投资计划，我也准备参加进去，看能不能成。"

"好呀，可以尝试一下嘛"，我有些惊喜，"你自己感觉怎么样呢？"我想再回到感受层面来锤炼这些行为。

"说实话，上次听到你说的那些，我感到有些愤怒，不过我仔细想了想，你说的也在理，所以我也就去做了，发现确实比以前好很多，感觉没那么空虚、无聊了。"何嘉的回答很真诚。

看来我可以放心地过一个春节了。我有两周的假期，安排了去北海看父母，再和夫人去巴厘岛旅行。于是和何嘉商定两周后再见面。

一败涂地

带着巴厘岛灿烂阳光感染的喜悦心情，我再次在治疗室见到了何嘉，可何嘉的话直接把我塞进了冰窖里。

寒暄过后，我问起当前的状况，何嘉说春节好难过，健身房、游泳馆都不营业，自己差不多大部分时间都独自在家。既没多去父亲家，也没花时间和朋友讨论投资的事情，一切又回到以前的状态，对什么都不感兴趣，漠不关心、麻木冷漠。

天啊，这简直是当头一棒，我惊呆了。

"何嘉，你自己说过不想过这样的日子，还谈到是为了满足父亲的内疚感而让自己'退化'成一个小女孩，难道你真的愿意这样下去吗？"我要从椅子上跳起来了。

"是啊，我今年的花销父亲已经给我了，省吃俭用应该没有问题。"何嘉平静地说。

"你真的不想去找工作吗？"

"我看了招聘信息，觉得不值得为挣那点钱搞得自己很辛苦。"何嘉的语气轻飘飘的。

"看来你是不愿去工作，而不是不能去工作！"

"嗯，我觉得何必把自己弄得辛苦不堪呢。"

"看来是你爸的钱害了你！"我生气地说。

何嘉没有说话。

"何嘉啊"，我无比痛心地说，"你爸这样做，长此以往，真的是温水煮青蛙，你就越来越没动力了。不能这样下去，把你爸给的钱还回去！"

"啊？"何嘉吃惊地看着我。

"不行吗？那就给自己一个期限，三个月，或是半年。如果不好还，我去帮你还！"我都不知道自己这个时候还是不是在做咨询。

"这不可能。"何嘉直接回绝了我，并低头看了看手表。

"看表，什么意思呢?"我马上停住问何嘉。

何嘉讪笑了一下："我觉得没什么好谈的，就看了一下表。"

哦，这样啊，我感到无奈和失望，算了，扶不起的阿斗，没有任何实质的动机，这咨询到此为止吧，我心里想。

"何嘉你看这样吧，你觉得有必要的时候再联系我吧，我们的咨询就暂告一个段落。"

"好啊!"何嘉没有一点犹豫，拎包走人，而且还回了一句："这样下周就不用跑来了。"

我满怀愤怒地坐在沙发上，我是彻底失败了。

到了同辈督导的日子，我提出了我的个案，受到了大家一致的关注："康林，你不能就这样放弃了。这关系到她与父亲的联结，不能这样硬生生切断了。"

"那我能做什么呢?"我无助地问道。

"陪伴啊，保持每周的见面频率……你是她和父亲这段历程的见证人，失去你更会让她陷入困境……你赶紧主动联系她……"

我也隐隐不安，是我的愤怒把我的理智冲走了，忽略了这些重要的核心。

我立即给何嘉发了消息，表达了想继续保持咨询，不过我把时间改成了两周一次。

何嘉很快就回复了："好的。"

我暂时放下心来。

故事主线

何嘉再次来咨询的前一天晚上，我陷入焦虑。我一直在想，这次见面该谈些什么事呢？我脑子里冒出一个念头：要不要找一点欧文·亚隆描写的有关死亡的理论故事念给何嘉听听？于是我开始找书。

《妈妈及生命的意义》《爱情刽子手》《叔本华的治疗》《存在主义心理治疗》《尼采的哭泣》《直视骄阳》……

我翻开有关章节，快速翻看起来，突然，我觉得自己很可笑。如果自己不能让别人服气，就搬大师的话来压制对方，这不是强人所难吗？这也太小儿科了，算了，到时候再说吧。

何嘉走进了咨询室，手里端着一杯星巴克咖啡，突然一个踉跄，咖啡洒到了桌面上，把桌布打湿了，桌上一片狼藉。我们赶紧挪开桌上的东西，拿出纸巾把打湿的地方擦干净。

何嘉连连道歉，我不断安慰何嘉，心里想，这是一个事故，还是一个无意识行为？如果是无意识行为的话，它代表什么呢？对我的愤怒吗？

何嘉坐下来，我开始了今天的访谈。

"何嘉你最近两周怎么样啊？"

"还好，最近两周生活很规律，坚持锻炼。你说你有防水耳机，我也买了一副，现在等着到货。"何嘉显得轻松愉悦。

我有点犯愁，我该找什么话说呢？

何嘉一点不客气："康医生，我发现你有点犯难啊？以前你总有好多问题问我，这次你好像没有问题问了。"

被戳穿了心事，的确很尴尬，我只好实话实说，还把前一晚想找书读给何嘉听的事说了出来。何嘉听了笑得前仰后合。然后我摊牌说，我的确不知道这次该说什么。

何嘉不理会我的尴尬，继续说道："我还把你说要把钱还给我爸的事给我爸讲了。我对我爸说：'进了我包里的钱是绝不可能再被掏出来的。'我爸听了哈哈大笑。"

我太尴尬了，觉得脸在发烧，我被何嘉调侃了一遍后，何嘉突然轻松地说道："康医生，我告诉你，最近我发现我注意力可以集中。"

"嗯，这是怎么回事呢？"我很惊讶。

"我以前总想学习我的专业英语，可怎么也听不进去。最近我早上起来做早餐，放着英语，突然发现我居然听进去了，还能回忆起具体讲了什么。晚上还可以做听力，我也不强求自己，能做多少就做多少，竟然都完成了，我还把想学的意大利语拿出来学。"

何嘉越说越让我震惊。"你怎么看待你自己现在的生活呢？"我满脸疑惑。

"还好啊，我以前总觉得自己毫无价值，可我现在觉得只要自己开心就好。"何嘉平静地笑着说道，显得从容自如。

我摸了摸后脑勺，说道："那次我们说到墓志铭，你说你的人生毫无价值，一无是处，那你现在怎么看呢？"

何嘉笑着说道："以前我的确觉得毫无价值，可我现在觉得那些价值都是别人口中说的，我不想再被那些东西左右了，我觉得只要不害人，过自己开心的人生也好。"

我听了何嘉的话，彻底惊呆了。那么长的时间里，我和何嘉的深入探讨，到底有什么意义，我到底都干了些什么？何嘉整个人有了一个全新的自我，一个内在有无比笃定的自信的自我，这个部分是我在最开始介入何嘉的治疗时就期待的，可它却在我完全没有觉察的情况下出现了。

我不甘心地问道："何嘉，你觉得我到底扮演了什么样的角色啊？"

何嘉低头沉默了一下说道："康医生，我觉得我以前总是浑浑噩噩地处在混沌之中，每次到你这里来，你就'撞'我一下，我回去以后会想想你说的话，当然不是刻意地去想，是想起了就想想，想不起也就不去想了。"

"那你想了什么呢?"我要问个究竟。

"我会想你说的话对不对,然后再确认一下自己的感觉,如果感觉你是对的,虽然我会生气、不舒服,但是,我会尝试去做;如果感觉不对,那我就按自己的意愿来做。"

"何嘉,你是说我们谈话还是触发了你去反思、去觉察的?"我再次确认。

何嘉笑了:"康医生,说实话,这件事情,如果你不问我,我还真的没发现。我现在回想起来,我刚才所说的反思也好,感受也好,都是偶然间的事情,并不是刻意而为的。因为经常想不清楚,也就不想了。现在你问我,我才回过神来,我并不是完全没在意我们的谈话,但在以前我真的说不上来。"

何嘉说完这些,朝我吐吐舌头,做了个鬼脸。

此刻我才发现,我以为在治疗室里发生的故事是主线,但事实完全不是这样的。何嘉在治疗室外,内心偶发的片段性的思考才是主线。那些散漫的、断裂的思绪在混沌中慢慢汇聚,像涓涓细水,最终成为河流,冲垮了何嘉内心的那堵墙。被困住的、期待自由的心灵,终于破茧而出,化蛹为蝶。

这才是故事真正的主角,我和治疗室里的何嘉则是配角,在治疗室以外所发生的一切才是整个故事最精彩的部分。那些潜隐的、有形无形的思绪和感受最终被塑造,站立起来,出现在我的面前。就像电影里打败怪兽的英雄,起初完全是个不被人知晓、不被注意到的小人物,在反复遭遇挫折之后,经过自我锻炼,最终从困境突围,成为英雄。只是这个过程太过曲折、太过隐秘,别人很难知晓。

治疗结束,我和何嘉约定每月再随访,看看长期的疗效如何。

何嘉走后,我感到很疲惫,内心有种强烈的失控感,因为我意识到理论也不能拯救我,我该怎么看待理论与实操的关系呢?

　　不过无论如何，我都深刻明白了一件重要的事情——一个新的自我的诞生，需要治疗师怀着无限的耐心和巨大的信心去等待和呵护。

关于拖延症

拖延症的另一个极为有趣的原因，不是懒惰、没有上进心，而是太过积极，要求太高，因无法完成而造成拖延。这听上去有些违背常理，但事实真的如此。这种现象常见于有强迫意识、追求完美的人身上。一旦事情的难度超过自己的能力范围，但自己却不愿意放弃期待，在两面受压的情况下，个体最后意志瘫痪，无法行事，外在表现就是拖延、懒散、无所作为。

也许每个人都有过关于"拖延"的经历。如果养成拖延的行为习惯，我们就俗称为"拖延症"。但这并不是真正意义上的精神障碍，在通行的任何一套精神障碍的诊断系统里都没有关于拖延症的诊断，所以这只是一个问题，并不是一种病态。

我曾经按照我的想法来理解拖延症，因为这个问题经常被大众或媒体询问。毕竟拖延的习惯一旦养成，就容易耽误很多事情，造成负面影响，还是尽量避免为好。

首先不要简单粗暴地将拖延归结为懒惰、没有上进心、不负责任等。这样的原因也许成立，但过于简单且有失偏颇，甚至成为人身攻击，不太公允。尤其当上级管理下属，或家长教育孩子时，应尽量具体详细地了解情况，再下定论。否则不仅不能帮助解决问题，还使得矛盾激化，当事人在敌对状态下更容易加重拖延程度。

我根据自己的日常经验和所知晓的资料，对"拖延症"大致展开了两个方面的分析。

其一，个体对自己所从事的工作（或学习）有极端的厌倦疲惫心态。这可以说是工作倦怠最重要的表现之一，工作倦怠的七项测量中就包括"工作拖延"。如果一个人逐渐发展为拖延问题，可以反思一下自己是否对工作已到了极度倦怠的地步。如果情况确实如此，请停下来好好想一想，要么你需要休息，要么你需要更换职业。

这个原因是外界环境造成的，改变环境中的困境，拖延问题就可以得到很好的改善。

有天晚上朋友给我打电话，说起上小学女儿做作业的问题让他尤为头痛。女儿在上学期作业完成得很好，几乎八点左右就结束了。经过一个暑假，下学期的状况变得非常糟糕。严重时作业拖到十点还没做完。威逼利诱、督促陪伴都不起效，遂向我讨个方法。

我大致听完以后问了我朋友一个问题："你女儿做完作业以后会干什么呢？"我朋友说，做完作业会接着练钢琴。我干脆地建议，做完作业就让女儿玩，取消钢琴练习。朋友有些不乐意，想解释练习钢琴的情况，但最后还是决定尝试一下我的建议。

效果当然是明显的，没到两周，女儿完成作业的频率显著提高，但钢琴练习也中断了。我不知道作为家长是如何考虑的，也许还是不甘心、不情愿吧。

有一位家长让自己的孩子练习钢琴的理由，让我惊诧不已。这位家长说让孩子练钢琴是为了改善心情，孩子长大以后遇到烦心事，弹弹钢琴就好了。我不知道这位家长为什么会有这样的念头。且不问效果，成本也太高了吧。说远了，再说回拖延症。

其二，大众需要了解形成拖延症的另一个极为有趣的原因，不是懒惰、没有上进心，而是太过积极、要求太高，因无法完成而造成拖延。

这听上去有些违背常理，但事实真的如此。

这种现象常见于有强迫意识、追求完美的人身上。一旦事情的难度超过自己的能力范围，但自己却不愿意放弃期待，在两面受压的情况下，个体最后意志瘫痪，无法行事，外在表现就是拖延、懒散、无所作为。

这样的状况，如果不了解其真实动机，反而批评指责的话，会导致当事人更为严重的焦虑，甚至产生攻击和破坏行为。

我曾帮助过一个休学在家的高三学生。详细了解他的情况后，得知该生对自己想报考的大学有过高的期望，其录取水平是自己最佳发挥情况下都不一定能达到的。这位一向勤奋的学生最后选择休学在家。家长也不知发生了什么，很难理解为什么孩子变得每天躺在家里不起床。经过一番讨论，最终我和该学生达成一个协议，以最佳状态下的考试成绩和不复习状态下的考试成绩的平均分来确定自己的真实水平。这样可以较为客观地选择自己的目标大学。

这样的人还不少，目标远大却无法行动。

说到这里，我以为我相当了解拖延症的心理过程。然而这并不是全部。有一天我遇到一位近30岁的青年小何，他让我对拖延症又有了新的认识。

具体来求助的缘由先不说，小何最典型的行为特质可用以下几个词来描述：任性，放纵，渴望被关心和照顾，希望被容忍、被接纳。这些都是很明显的儿童式行为特质，而不是一位近30岁的成年男性该有的行为模式。

我们讨论了心灵的成长、自律等，最后落实到睡觉的问题上。他几乎每天都在十二点半到一点半左右才上床睡觉。所以每天早上八点上班是一件很具有挑战性的事情，但是小何从未迟到过，几乎每天都是赶着最后一分钟到单位（这是件神奇的事情，他竟然从未迟到，后来我才意识到原因）。

我们商议用一周进行试验，看他能否做到在十二点前睡觉。一周后再见小何，他告诉我一周里没有一天做到了在十二点前睡觉。

这太让我惊讶了，这是为什么呢？难道一天都不行？

小何随意地笑着说："这又不会有什么损失，我就不去做。"

"有损失你就会做吗？"我反问道。

"是啊！"小何很肯定。"比如我爸要求我做什么，我不好好完成，就会被我爸惩罚。又比如主任要求上月25号之前交年终总结，如果不交就扣年终奖，我肯定要做。不过我还是会拖。"

"你怎么拖？"我追问，因为细节真的很重要。

小何笑着说："我会在24号晚上11点50分完成发到主任邮箱里。第二天主任问我总结交没？我说交了啊，你查邮箱。主任一查我果然交了，还没违规。"

"为何你不提前交啊？反正都要交。"我很好奇。

"不，我不能提前交！"小何很执着地强调。"比如上周康老师你要求这周三之前与你预约本周咨询时间。我知道周三你只有中午十二点到一点有空，我就在十二点五十给你打电话。"

我更奇怪了，小何周一或周二打有什么不好吗？就像年终总结一样，提前交有什么问题呢？

"我知道过了周三不和康老师联系就不能确定本周能否咨询了，但我还是要到最后才打。"小何继续说。

这到底有什么不同？我猜我心里的疑惑已经把我的脸拧巴得不行了。

我得到的是这样的回答："规则之前的时间是我自己的，规则之后的时间是事情的。"

"可这些事情还是要你去完成啊！你提前完成后会怎么样？"我都有些着急了。

"不行，不能提前。提前就意味我自己的时间减少了。"小何的话让我莫名其妙。

"可你完成了，后面的时间难道不是你的？"我问道。

"不是我的了，反正不能提前。"小何仍然坚持。

我感觉快被绕晕了，还是问问小何对规则的感受吧。

"我对规则的感受？"小何迟疑了一下，说道："我感觉很害怕。"

"害怕？害怕什么？"我感到更奇怪了。

"不知道，康老师你问我感受，我就是害怕。不知道为什么。"

时间差不多了，我只好和小何约定下次讨论，但我向他强调这很重要。

中午，我在德克士吃便餐，小何的拖延问题让我疑惑不解。我想起欧文·亚隆的话："如果遇到问题就想想你和患者之间的关系。"

　　我和小何的关系与小何对规则的感受有什么联系？周三之前预约咨询时间，那我就是规则的制定者，规则的制定者就意味着权威。展开一想，主任、父亲不都和我有一样的性质吗？再结合小何的行为模式，我突然明白了，小何拖延是尽可能逃避直接面对权威，逃避面对规则制定者。这也是他对规则感到莫名害怕的缘由。小何儿童式的行为不正体现出他拒绝内心有个成人化的权威吗？拒绝自律，拒绝管理自己，拒绝成为自己的父母。但小何从不违规，在规则下行事，故而这么多年从未违规，这真是一件神奇的事情！

　　原来拖延背后还有不想长大的强烈动机，我重新认识了拖延。拖延的背后还会有什么呢？我突然意识到接触越多，越不敢妄下定论了。

拖延症补记

"小曾，这是你的心声，你其实在说自己没办法和别人产生联系，不知道怎样才能让别人与你关联，以及你自己的价值如何体现，是吗？"小曾有些惊讶地说道："我承认自己与别人联系、打交道有困难，但这与我的拖延症有什么关系呢？"

　　小曾已经在我这里断断续续治疗有几年时间了。最近几个月小曾因事在家休养，时间上比较宽裕，我们坚持了每周一次的访谈。

　　小曾是个青年小伙，本科毕业不久。初次相遇是几年前他因查无原因的下肢疼痛找到我。

　　我还能想起当时小曾愤怒的表情和语气。他对我说："康老师，我真的感到疼痛，难以忍受的疼痛，我行走都感到困难。可现在什么都查不出来，我父母觉得我是装病。而且我感觉得出医生也是这样的态度，我觉得他们作为医生也不理解我，这更让我生气。"

　　小曾说话时眉头紧锁，双眼圆睁，圆圆胖胖的脸涨得通红，咬牙切齿的模样像个要爆炸的火药桶。

　　小曾之所以愿意在我这里坚持数年的治疗，很重要的是我对他的信任态度。小曾尤其肯定了这一点，并承认这对他是莫大的安慰。

　　我记得我当时还很严肃地与小曾讨论，如果疼痛得不到缓解，如何在这样的情况下度过一生。最近数月的持续治疗中，小曾与我一起经历了一段艰苦的反思和自我认知过程。小曾逐渐对自己内心感到矛盾的地方有所认识。

　　小曾的父母对他的评价是"一个任性、不考虑别人的人"。最明显的证据就是小曾的脾气非常火爆，一旦发作起来，气势汹汹，难以控制。

　　我在和小曾不断深入的探讨中发现，小曾在发脾气之前有一个积蓄的过程。在这段时间里，小曾会更多地考虑他人、屈从他人，甚至妥协委屈自己。但是在这些过程中小曾逐渐积累了很多负面情绪。最终这些情绪难以抑制，导致他在某件微不足道的琐事上大发雷霆。

　　这个发现让小曾重新认识了自己。而且小曾在探讨中逐渐认识到，因为受家庭教育的影响，他很难直接表达自己的意愿和直接展示自己的想法，所有的意愿和想法都潜藏在考虑别人、屈从别人、委屈妥协的行为中。可是没有沟通，别人又怎么能猜出或在意他的意愿和想法呢？这是导致小曾积累负面情绪最重要的原因。

经过近 15 次的治疗，小曾的焦虑情绪有了明显好转，也在为找工作做准备。

在一个多月没见到小曾之后，这次的随访，小曾所说的事情让我很诧异。

"康老师，我现在被书困住了，患了拖延症。"

具体的情况是这样的。最近小曾在准备找工作，要自学一本与工作相关的书。正常情况下一个月就可以学完的书，小曾看到四分之一就无法进行下去了。小曾陷入书中细枝末节的小问题无法动弹。他反复在网上查询或找人请教，要么一无所获，要么得到"这些问题对找工作无关紧要"的回答。小曾自己也清楚这一点，可还是陷入困境，无法自拔。

"康老师，我现在每天都在跟书做斗争，鼓起勇气翻开书，又被那些小问题困住，根本学不下去。"小曾垂头丧气，满脸无奈。

我接着问："小曾，你没搞明白的这些问题，对于找工作到底有何影响啊？"

小曾着急地回答道："我怕面试时，被问到这些问题，我回答不了，那怎么办，不是就找不到工作了吗？"

"可这些问题不是与工作无关吗？你也知道的啊。"我反问道。

"是啊！我也知道，如果我能回答上来就是专家了，也不会找这样的工作，可我还是动弹不了。"

"知道做不到，等于不知道。"这是我记得的一句日本谚语。那这背后隐藏了什么秘密呢？我有点茫然，于是继续问："小曾你还有没有类似的情况啊？"

小曾马上应道："有的，有的。最近一个月，我换了一部新手机。手机里预置了好多我从未用过的 App。其实轻轻点开就好，可我到现在也没点开试一试。不知道什么原因，拿起手机，想伸手去点，最终又放弃了。"

"你怎么看待这件事情呢？"

"康老师，我自己分析了原因。"小曾面露笑意，有些得意地说："你看是不是这样，我害怕陌生、不熟悉的事情，没有安全感。这些新的 App 就是新的陌生的东西，我不知道点开后会发生什么，所以不敢碰它。"

别看仅仅是分析了一下事情的缘由，我听了却很为小曾高兴，这是一个很大的进步。要放在以前，小曾都只是来问我，从来没有自己想过。从这一点上可以看出小曾内心抵抗焦虑的能力增强了不少。

可这并没有什么更多的突破，"没有安全感，害怕未知的事情"，这种说法太过笼统，并不能具体说明小曾发生了什么。我决定采用完形治疗里"转换"的技术。

"小曾，假设你是手机里的那个 App，你待在手机里一个多月了。你的主人小曾每次想点开你，最终都放弃了，你有什么感受和想法啊？"我问道。

小曾对这种方式比较熟悉，因此转换思考比较容易。"我是 App 的话，我会感到很迷惑，点开我有那么难吗？"

"很好，小曾，就是这样，你继续说。"我鼓励道。

"我还会感到很失望"，小曾接着说，"如果你不点开我，我就没法展示我存在的价值了。因为不点开我，我们就联系不上呀。没有关联，什么都谈不上"，小曾越说越沮丧。

我却从中听出了玄机，于是回放小曾的话，只是不是以 App 的角色，而是回到小曾自己。"小曾，这是你的心声，你其实在说自己没办法和别人产生联系，不知道怎样才能让别人与你关联，以及你自己的价值如何体现，是吗？"

小曾有些惊讶地说道："我承认自己与别人联系、打交道有困难，但这与我的拖延症有什么关系呢？"

我脑子一转，回应道："小曾，你读完这本书要去干什么？"

"找工作啊。"小曾回答道。

"找工作不就是要与人联系打交道吗？你看你不断地陷在无法解决的书中细节问题上，你说你患上了拖延症，现在来看，你明白自己在干什么了吗？"

小曾有所领悟地说道："康老师，你的意思是我拖延读书的背后是在回避与人打交道的问题？"

"是的！"我加重语气。"你用一个貌似读书拖延症的问题来转移了一个更让你焦虑的人际问题。这才是你明明知道那些细节不重要但仍然无法摆脱的原因。"

小曾低下了头，像是在仔细反思我刚才的话。看来我的话切中了要害。时间也快到了，我和小曾就人际问题做了些讨论，并约定了下次见面的时间。

治疗结束时，我回想到拖延症，感觉自己又有了新的认识：它竟然可以是一个更为焦虑的问题的转换。当当事人陷入拖延症时，也许其背后有更重要的问题被掩盖了。还真是"不问不知道，世界真奇妙"啊！

叫我如何知晓你

我正在回溯整理自己的思路，突然看见钱元放在膝盖上的手。仔细一看，手指头边缘的皮都被撕掉了，两边是血淋淋的痕迹。不止一个手指头是这样，好几个手指头都是这样的，这鲜红的颜色立马吸引了我。"钱元"，我指着他的手指很好奇地问道，"你的手指怎么搞成这样了啊?"

今天是钱元和我约见的日子，明天他就要动身去外地继续他的研究生学习。

钱元在我的帮助下度过了艰难的大学本科时光，最终考取外地一家科研院校，攻读硕士学位。如今每次放假回家，钱元都会抽时间来找我聊聊读研过程中遇到的困惑。

其实钱元对读研仍有一些疑虑，虽然在学院已经就读快半年，但他并没有完全接受自己所学的专业——人类学。

"我觉得这门学科一点用处都没有。"钱元坐下来直接说的就是这句话。"我在浪费时间，我真的不想去学校了。"

钱元个头很高，有着强健的身体，方正的脸加上端正的五官，绝对称得上是个小帅哥。但他眼神里总有些胆怯和害怕，尤其说话时还会有点弓腰驼背，让我感到他的谦卑态度，或者更为明确地说，他的不自信，觉着他反而比我矮小好多似的。

"钱元，你能否具体讲一讲，你感到学习没用是怎么回事呢？"

"啊，康老师，这段时间放假，我花了好多时间去读了导师指定阅读的书。这些书里讲的好多内容都是原始部落的事，与现今社会差距很远，没有什么联系。"钱元感叹道。

嗯，我听到了钱元强调"有用"，这可能是他最核心的想法吧。也许是一个可以探讨的方向，于是我重复这句话："钱元，你强调'有用'，到底要怎样才算是有用啊？"

钱元立马来了精神，大声说道："赶紧发表一些好的文章，取得直博资格，在高校找到工作，自己养活自己。"

钱元一下子说了这么多出来，我需要更具体地知道钱元内心指向在哪里。

"钱元，我想问你，你说的有用的事情有这么多，到底哪件事情最迫切啊？"

钱元脱口而出："当然是挣钱啊。"

"那你认为挣多少才算满意啊？"我想这是钱元心里幻想的事情，心理学有句老话"幻想即现实"，我想看看他的幻想展现了什么样的现实。

我的问题难住了钱元。"说真的，我还没想过。"钱元望了我一眼，叹了口气。

"那你现在可不可以估计一下呢？"我继续追问道。

"越多越好。"钱元又脱口而出。

天哪，这算什么谈话啊！我简直有点懵了，不知道要怎么往下继续。我停了下来，捋一捋自己的思路。说实话，我有点着急，明天钱元就要去大连读书了，我今天和钱元的谈话到底能帮助到他什么？我正在回溯整理自己的思路，突然看见钱元放在膝盖上的手。

仔细一看，手指头边缘的皮都被撕掉了，两边是血淋淋的痕迹。不止一个手指头是这样，好几个手指头都是这样的，这鲜红的颜色立马吸引了我。

"钱元"，我指着他的手指很好奇地问道，"你的手指怎么搞成这样啊？"

钱元张开手给我看。"放假期间还好，最近想到又要上学了，我很焦虑，昨天晚上撕成这样的。"

太好了，我找到了灵感，这才是切入点。

"钱元"，我拍着他的手背说道，"我现在问你，如果你是这个手指，被钱元撕成这样，你有什么感受或想法啊？"

钱元立马进入了状态："康老师，我想我被另外一个人给欺负了，我感到很无辜。你自己遇到了麻烦，你这样对我，又解决不了问题，又不是我招惹了你！"

"还有呢？能不能再多说点？"我继续引导。

"嗯"，钱元想了想，"我还感到愤怒和无奈，要是被这样对待的话，我真的会很生气，但我是手指，我没有办法反抗啊！"

"啊，钱元，这才是重点，你撕手指的行为在告诉我们，你在现实中遇到了让你愤怒的事情，但你无法表达，也无法反抗！"我即刻反馈道。

"嗯，这样说来，那就是我的人际关系了。康老师，我放假时，仔细想过这事。记得我以前跟你讲过我的室友，他很影响我。"钱元重新回到了当下的现实中。

"你怎么考虑的呢？"我问道。

"我就想回学校以后，不再和他交往，扩大交往圈子，认识新朋友。"这是钱元的答案。

"好啊，这是一条解决之道。"我点头同意。

"可是，康老师，怎么去找新朋友啊？"钱元又问我。

"找新朋友的话，就要主动去找哦。现在有很多交友平台，学校或校际之间有很多活动，可以通过这样的机会来找到新朋友。我觉得这是件简单的事情。"

"哦，康老师，我最缺乏的就是主动性了！"钱元感叹道。

这样啊，我感到有些犯难了，不知如何往下接。钱元却自顾自地往下说道："说起来，很主动的人，我倒是遇见了一个。"

"哦，那是谁？"这点让我感到好奇。

"是我的学长。"钱元解释道："我们系的男生特别少，尤其学长那届，就他一个男生。他见到我就像见到救命稻草似的。每天都来找我，不只是我觉得他话多，我们全寝室的人都觉得他话多。"

"是吗，他是个什么样的人啊？"

"康老师，我再给你举个例子。去年国庆节我回家过节，他晚上给我打电话，整整打了 5 个小时！"

"什么，5 个小时？"我听了差点从沙发上跳起来。

"是啊，根本停不下来，我给他说我已经困得不行了，他说再说半小时，结果又继续说下去了。"钱元看着我，眼睛里满是无奈。

"钱元，你都很困了，为何不主动把电话挂了呢？"我很疑惑地问道。

"康老师，主动权不在我手里！"钱元的语气低沉无助，来回搓着双手。

"怎么不在你手里呢？"这一点真让我不解了。

"康老师，我初到学校，人生地不熟，学长愿意把学校里的事情讲给我听，是对我很大的帮助。如果我挂了他电话，他一生气不再帮我了，我就没办法了。"钱元脸上露出郁闷的神情。

看来真正让钱元陷入困境的还不是负向的人际关系，而是在钱元获得支持与帮助后，无法维系自己的边界。

我突然联想到，这一点重复了钱元父亲和他的关系模式。钱元的父亲的确帮过钱元很多事情，但在钱元生活、学习、交友、兴趣爱好各个层面都干涉很多。钱元完全没法拒绝父亲的侵扰。在钱元的治疗中，他的父亲在某种程度上起到了"隔离带"的作用。

我想在这点上提醒钱元。当我把这些想法告诉他时，钱元惊叹道："那比我父亲好太多了。"

我再次酝酿了情绪，想再给钱元一点提示。"钱元，我可以肯定地说，你绝对是一位考虑别人、关心别人的人。当你感到难受的时候，说明你已经足够照顾对方了，比如你的学长。我想也只有你愿意花那么长的时间听他讲，听他唠叨，别人是不会的。所以钱元，当你难受的时候，你可以挂掉电话。你已经付出了足够的关心，不用担心和害怕什么。"我很肯定地说道。

"好的。"钱元很沉重地点了点头，"谢谢康老师！"他说感谢时眼神里有了些光，紧皱的眉头和僵硬的身体也放松下来。

钱元走后，我坐回沙发写这次治疗的笔记，突然我意识到一个问题：如果当时我没有发现钱元撕破的皮肤，没看见血淋淋的手指头的话，整个治疗会是什么样子，我们会谈些什么呢？

是否有这样的可能，患者的无意识已经知晓了最重要的问题，但无法在意识层面上表达，这本身是他最难面对和处理的。于是患者在见到治疗师之前，无意识会想尽各种方式把这些内容传递出来，无论是做梦、幻想，或者一些行为，甚至通过对躯体的改变来告诉治疗师。

是这样吗？如果是这样，那么心理治疗师的工作挑战性真的够大。如何走进来访者的灵魂深处，知晓他心中真正所想所思，是每位治疗师要去用心琢磨的事情。或许我们要有狗一样的鼻子，鹰一样的眼睛，侦探一般的头脑，不然的话，叫我如何知晓你！

不可能这么简单

"康老师，我觉得这太简单了吧，我怎么感觉和我爸爸没太大联系呢?"钱元的回答直接而有力，让我心里一沉。"怎么没联系呢?"我追问道。"我虽然和爸爸有矛盾，但感觉和他是很亲近的。而这两个人，尤其是那位老师，我很反感，没有亲近的感觉。"钱元的回答让我意识到我犯了大忌。

又到了钱元和我约好面谈的日子。说起钱元，我颇为感慨。那些我和他一起度过的时光还历历在目，发生的事情也如同昨日，但一晃眼，他已经在外地读研。半年的时间过去了，其间他来找我谈过几次（见《叫我如何知晓你》）。那时候我还担心他是否能坚持在外地读研，现在看来这已经不是什么问题。

我推开咨询室的门，钱元已经在座位上坐下了，他比我早来一点。钱元抬头说道："康老师你好。"

映入我眼帘的还是那个干净、整齐、眉清目秀的帅小伙子。

"钱元你好，你今天来得早。"我点头回应道，然后放好挎包，倒了一杯水，舒舒服服地坐下来。

"嗯，早到一点点。"钱元面带微笑。

"是放假了吗？"我拉拉家常。

"放假了，所以想来和康老师再聊聊。"钱元诚恳地说道。

"怎么样，读研半年了，还行吧？"

"还行，康老师，我想我可以肯定地说我会坚持下去的。下学期再去也没有问题。"钱元眉头舒展，笑容阳光，心情很放松。

"太好了，以前我还真担心你扛不过来呢。"我感慨道。

我的感慨并非无中生有。两年前钱元来我这里求助时，已经恐惧到无法正常到大学教室里上课，后来在我的帮助下才慢慢可以去上课。其间又经历与女友分手、考研等各种问题和挑战，在我的陪伴下走出了分手的痛苦，艰难地通过了考试。让我最为头痛的是钱元与父亲之间的冲突已经到了不可调和的地步。这些事情导致我们维持了相当长的治疗时间，慢慢地，我成了父子二人之间的缓冲带，父子之间的矛盾逐渐缓和。但是就在研究生报道的当天又出了岔子，钱元因对外地读研的不确定感导致极度的恐惧，来了个临阵退缩。还好最终钱元鼓起勇气选择了离家读研，算是完成了一件大事。

"钱元，你今天找我想聊点什么呢？"我摸着沙发的扶手问道。

"康老师，我现在遇到两个问题，一个是我的专业，一个是我现在的人际关系，我想和你聊聊。"钱元轻松的心情一下变得急切。

"哦，好的，你想先说哪个问题？"我回应道。

"嗯，先说学业问题吧！"钱元皱了皱眉头说道。

原来钱元的导师是位从海外回国的知名教授，在专业上很有成就。在学生读博的事情上，这位导师有自己的想法。他不建议硕士生，尤其是应届的硕士直接读博，而是主张要有些社会阅历才行。

这件事情让钱元感到很焦虑，他很想取得硕博连读的资格，尽快完成学业。

这点倒是简单，我也带过学生。作为老师，最看重的还是学生的能力。我想这件事情需要钱元通过自己的努力来赢得导师的认可。

接下来，钱元谈到的是他的人际问题。

原来，钱元学校里的一位公共课老师很让人头疼。据钱元所说，几乎所有的学生在第一年都不能通过该课程，必须重修一年才行，这事让钱元颇为反感。多年来这位老师的做法已成惯例，其他的同学多采取忍让态度，但是钱元在期末考试上用白卷表达了愤怒。这种做法当然会惹怒这位老师，目前结果尚不清楚。事后钱元对自己有些莽撞的行为感到后悔。

还有一件事情没那么严重，但钱元认为与自己的人际关系问题有关，于是也讲了出来。

这件事情与室友有关。这位室友与钱元平时交情不错，在寝室中算是比较好的一位朋友，喜欢搞点网上小活动来挣钱。钱元对该室友搞网上活动的行为很是反感。

一次，该室友找他帮忙出点资，钱元断然拒绝了。而且当室友向其他人借钱时，钱元再次出面阻止。这让室友大为恼怒，两人发生了争吵。虽然两人不久又重归于好，但钱元认为自己当时的行为还是过于着急，没有把握好分寸。

"你觉得你的室友是什么样的人?"我先从室友的问题切入。

"他啊，很幼稚"，钱元谈起室友很是不屑，"尽干些莫名其妙的事情!"

"那刚才你说你们又重归于好，这个过程又是怎么发生的呢?"

"还不是我去哄他"，钱元皱起眉头无奈地摊摊手，"每次都是这样"。

"哦，你看你们老师不也是要人去哄吗?"我按我的思路引导着问道。

"他? 他是个变态!"钱元骂道，"哄他没有用，有同学曾去过他家里送礼求他，都被骂回来了，哄他没有用!"

"那他要的是更多人的'哄'嘛，这个'哄'指更多人的关注和尊重，而不仅仅是某个人的。"我和钱元辩论起来。

"好嘛，有可能。"钱元勉强承认道。

"钱元，你想想，你身边的人谁最像他们?"我的坑已挖好，现在等钱元跳了。

"你说我爸爸吗?"钱元立马想到了。

"你看不是吗? 关于你爸爸，我们以前谈过多次，他不也要你哄，甚至我都要来哄他，不是吗?"我想坐实这点。

钱元沉默了，他先抬头看了看我，并没有说话。

我也没说话，沉默是重要的时刻，等待是必需的。

过了一会儿，我打破了沉默。"钱元，你刚才在想什么?"

"康老师，我觉得这太简单了吧，我怎么感觉和我爸爸没太大联系呢?"钱元的回答直接而有力，让我心里一沉。

"怎么没联系呢?"我追问道。

"我虽然和爸爸有矛盾，但感觉和他是很亲近的。而这两个人，尤其是那位老师，我很反感，没有亲近的感觉。"钱元的回答让我意识到我犯了大忌。这样简单粗暴的做法是最最忌讳的，没有做到悬置，先入为主会误导对整个事件的真实理解。

我忍住了想要辩解的冲动，看了看手表。留给我的时间已经非常有限了，但不能就此放弃。

"这样，钱元，还有点时间，我们重新来过。假如你是这位老师的话，我来问你，为何要这样对学生呢?"我改变了策略。既然钱元对老师这么愤怒，一定在他身上有什么更深的诉求。

"啊，不可能，这位老师是个变态，我想不出来!"钱元毫不犹豫地拒绝了我的提议。

我知道这有难度，但这是我过去常用的方法，钱元只是情绪上抵触而已，真正如何做他应该没有问题。

"钱元，假如你是这位老师，并不是说让你真正站在他的立场上去说，其实他真正是什么想法我们也猜不到，只是按照你自己的想法去说就行，以便我能了解你。"我的话起了效果，钱元不再反感，终于进入了角色。

"我是为你们好。"钱元冒出了第一句。

"好的"，我抓住了线索，"你是为学生好，那为何采取这样的方式呢?"我继续追问道。

"因为硕士三年很快就过去了，也没人提醒你们好好学习，我让你们意识到还有门功课没有过，要好好学习。"钱元越说越投入。

"时间紧迫，三年很快就会过去的，你是这个意思。"我抓住了要点。

"是的。"钱元的眼睛冒出了光。"这是重点，三年很快就会过去，时间紧迫。"

"那你刚才说室友尽干些莫名其妙的事情，也是说他浪费时间啦?"

"当然啊,还有这位老师不也在耽误我的时间吗?"钱元急迫地说道。

"钱元,这才是你情绪的真实来源,你内心对时间的紧迫感让你对所有你认为浪费时间的事感到极大的不满。"我点出主旨。

"嗯,看来是这样的。"钱元一下子舒了口气,整个人缓和了下来。

我突然想起钱元在谈话开始时提及的硕博连读的事情。

"钱元,你看你才研一上学期,就已经在考虑硕博连读了,这件事也说明了一点,你对时间的紧迫感很在意啊。"看来今天所有谈论的事情都是有联系的。

"对啊,是这样的。"钱元也发现了这点。

"可是过犹不及,我们迫切想抓紧时间去做事,可有些事情是绕不过去的,比如你说的这位'变态'老师,学校都拿他没法子,怪不得你的导师希望你们要有社会磨砺以后再来读博,这不是没道理的。"

"哦!"钱元轻轻叹了口气,说道:"是啊,看来我们的确缺少社会经历啊,说实话还真没怎么磨过。"钱元的眉头舒展了,用了一句俏皮话来总结自己。

钱元和我约了下次见面的时间,然后离开了治疗室。我独自坐在沙发上,刚才发生的一幕让我心情有点复杂。"不可能这么简单"真的是振聋发聩的呼喊,我们心理治疗师永远不能忘记悬置的重要性,不要先入为主,要不然走进死胡同就出不来了。不过即使这样,我这个"老手"也还是掉进了这个坑,看来治疗师的主观臆断还真不好去除啊。

我和你
——静等花开与原本如此

有天晚上美欣发了一条短信给我："康医生，我不想活了。我决定明天回老家上吊自杀，魂归故里，向你道别。"还好我有美欣父亲的电话，和她父亲取得了联系。"她不断地抱怨我们不理解她，并不真正爱她。"美欣父亲心酸地说道："康医生你说我们做父母的，哪有不爱自己孩子的？她就说我们爱的是自己的女儿，并不爱她。你说她说这个话是什么意思嘛？"

　　这段治疗之所以分成两个部分来写，并取名《我和你》，其实有着让我惊叹的理由。"静等花开"是我的想法，"原本如此"是美欣的想法。但是真正明白这之间的差异却间隔了大约半年的时间。

静等花开

　　有一天，我叹息着对美欣说道："美欣，谢谢你信任我，愿意把你所有的经历和想法都与我分享，但是我感觉不到你。你我就像隔着一扇玻璃门，我能看得见你，但是触碰不到你。"

　　美欣笑了，是那种我常见的面具似的灿烂的笑容。"康医生，我也不知道该怎么办，我就是这样子的。"美欣说道。

　　是的，我也不知道该怎么办。这是我的内心话。

　　美欣是我一年前遇到的患者。那时她正在准备高考，可她情况很不好。即使服用抗抑郁药也不能应对即将到来的高考。经朋友介绍，她父亲找到了我，希望我能在这危机时刻力挽狂澜。

　　那一天我第一次见到了美欣。圆圆的乖巧的脸蛋，眉清目秀，化了淡妆，耳垂上挂着亮晶晶的耳环，白色的衣裙，白色的凉鞋，好一个精致美丽的女孩。

　　美欣的笑容在见面时就给我留下了深刻印象。如上所述，她有着灿烂无比的笑容，但是这个笑容其实是个面具，和美欣的心理状态大相径庭，让人不敢相信这是一名抑郁症患者。

　　还好，在第一次访谈后，美欣就表达了对我的信任。我想最重要的是因为我真诚理解美欣的行为。

　　这不是一件容易的事。

　　美欣一来，并没有谈她的病，而是向我倾诉她长久以来所思考的问题：人活着究竟为了什么？

　　这个问题并不是美欣抑郁症发作带来的症状，而是一直困扰美欣的问题，也许从初中开始，也许更早。

"康医生，你觉得人活着究竟为了什么？"

我本想说点什么，但直觉告诉我，美欣并不是要我回答，而是要我倾听。"你觉得呢？"我正襟危坐，侧耳倾听。

"我觉得人活着是没有意义的。"美欣的语气不重，却让我感到地面在颤动。

"哦？"我好奇地追问道："美欣，这个想法从何而来啊？"

"康医生，你读过叔本华的书没有？叔本华说人是愚蠢的生物。他们浑身是刺，却又想抱着取暖，最后只能互相伤害。如果人活着只有痛苦的话，又有什么意义呢？"

我听了心里叫苦，美欣这样的人不是孤例。当幼年时期的基本情感诉求（安全感、归属感、自尊感）没有得到满足，随着年龄的增长会发展出各种防御机制来应对最基本的存在困境（死亡、孤独、自由选择、生命意义）。诉诸理性、隔离情感就是一种。表面上在追求深刻的哲学问题，实际在应对内心的恐惧和虚无。这样做的副作用是当理性思考越来越成熟和深邃时，原来想回避的问题又绕了回来。思考会导致越来越多的虚无感，生命的意义在此陷入黑暗。

"嗯，是的，美欣，我承认从终极思考的角度来说，人生的确是无意义的。"我沉重地点头回应道。

"看嘛，我就说是这样子的，可他们都不明白。"美欣说这话时，嘴角上翘，眼神里却透着无奈。

"他们？他们是谁啊？"我感到奇怪。

"就是我父母啊。我一谈论这些，我父母就说我胡思乱想，不好好读书。康医生，说到他们我真的是又气又恨，又无可奈何。"

好，谈到人际关系，就比刚才那些无法讨论的问题好多了。我暂时松了一口气。

"美欣，你能谈谈对父母为何是这样的感受吗?"这个问题打开了美欣的话匣子，我由此了解到她成长的辛苦历程。

这是接下来数次谈话中，我和美欣集中谈论的话题。但最重要的是如何应对美欣当前面对的现实问题——高考。

我和美欣父母进行了沟通，也征得她本人的同意，在临近高考的一个月里，让她暂时回家复习。如果她状态真的很差，就做好最坏的打算——放弃考试。

还好，最坏的情况并没有发生，美欣虽然一个月没怎么看书，但依旧参加了高考，最后还被一个大专的幼师专业录取了。

高考压力解除，美欣好了很多。随后又是假期，美欣和我有了更多的交流。

谈到自己的父母，美欣的确有很多不满，甚至是愤怒。但当我这样回馈时，美欣却否认了我的想法。

"我不恨我的父母，我很爱他们，我离不开他们。"美欣平静地如是说道。

美欣的父母分别是各自原生家庭的长子和长女，故而他们分别承担着帮助弟弟妹妹的责任。

她父亲是个成功的商人，不仅自己奋斗努力，还要扶持弟弟妹妹。比如安排妹妹在自己公司上班，可妹妹能力有限，做不好事被指责，会回到家里乱发脾气，弄得大家很难堪。

她母亲是学校的老师，有这个便利，美欣的表妹、表弟都来学校读书，当然也住在美欣家里。

美欣说最高兴的就是放暑假。一放假，表妹、表弟都回家了，她终于可以搬回本属于自己的房间。但是一开学，所有的事情又恢复原状，美欣要搬出自己的房间，还要帮助父母照料表弟表妹们。

"康医生，你知道这句话吧，最熟悉的陌生人。"美欣眉头紧锁，揉搓着双手。"我经常觉得自己和父母之间就是这样的关系，而且比这样还惨。"

"是怎么一个惨状呢?"我很心痛美欣所遭遇的一切。她压抑自己的诉求,害怕自己的愤怒破坏家庭关系,孤独而无助地生活着。

"是这样的,我经常'拽住'我父母,可我心里却异常的孤独。即使他们在我身旁,但我却总感觉仿佛一个人身处荒凉的雪原,孤独寒冷。"

我深深地呼出一口气,这是一种什么样的绝望感受啊!

"我会拉住我父母的手,让他们说爱我,永远不会离开我。"美欣说这话时,脸上又露出了灿烂的笑容。

可我却笑不出来,美欣死死地拽住父母,心里渴望被关心、被照顾、被肯定、被理解,但其实这只是个自欺欺人的想法罢了。

可我怎样才能让美欣从中解套,承认这不可能,再通过我的努力重新进入世界呢?

关于叔本华的讨论,我建议美欣看欧文·亚隆的心理小说《叔本华的治疗》,里面详细讲述了叔本华幼年时的悲惨遭遇,而这直接导致了其极端悲观的人生观。

我将这本书带给美欣,后来美欣还给我时说自己没看,倒是她妈妈看了一遍。

美欣来的次数并不多,每次谈的内容都带有各种对人生的思考,比如个体的自由和尊严、痛苦对人生的益处,以及她自己对自己的剖析等。

既然这些是美欣愿意聊的话题,我就陪着聊吧。我慢慢摸到了美欣情感的脉络。美欣虽然对父母有怨言,但内心情感还是强烈指向父母的。

我问美欣心里所想的这些念头是否与人分享过,美欣很沮丧地说道,曾试图给父母说过,可他们根本不懂,其他人也就无从谈起。

我尝试着问："你觉得康医生怎么样？"

"好啊，你能懂我的想法。"美欣有些兴奋地说道，"他们总说我想得太多，体验太少，可这些就是我的体验和想法啊！"

"那你怎么形容我们的关系呢？"我进一步追问道。

"嗯，让我想想。"美欣仰起头，精致的脸上皱起了眉头。"我想到了，我们比较匹配。"

"匹配？"我有些惊讶，"为何用这个词来形容啊？"

"我是指我们思想比较匹配，我不知道康医生是否也经历过同样的孤独，但我知道你读过很多书。我发现你可以和我交流，也能理解我说什么。康医生，要找到你这样的人可真不容易啊！"美欣继续展示她惯常的灿烂笑容。

"那你感觉我们亲近吗？"我问到重点。

"亲近？"美欣疑惑了，仿佛我说的是外语。不过美欣还是真诚地告诉我，"我觉得亲近的人就是我父母。尤其是男性，只有父亲能靠近我，其他男性都让我害怕"。

我明白了，美欣的情感指向是其父母，她的期待还没转向我。匹配，仅是理性上的认识，有些许感受上的体验。不过有这一点，总比没有好，总归有个联结的地方。要不然关系无法维系。有时候，我心里想，治疗师真的应当读读哲学方面的书，以便和爱思考哲学问题的患者有所共鸣。

暑假结束，开学时间到了。美欣仅仅参加了一周的军训，就毫不犹豫地退学了。她的理由也在我的意料之中——无法和新同学相处。于是美欣在家里休整，偶尔来我的治疗室聊一聊近来的想法，其间我们也通过短信联系。

时间过得很快，当我在文章开头的那一天告诉美欣我无法"触碰"到她时，我发觉这只是我自己的痛苦感受。美欣对此并不看重，我想，美欣还期盼着父母，要等她彻底死了这份心，才会真正找到我。那我就等吧，静等花开，总有一天会来的。想到这，我又想起欧文·亚隆的话——治疗师要有盲目的信心和无限的耐心。想到这些，我也感觉好受些了。

时光荏苒，一晃一年就过去了。美欣在家画油画，做刺绣，偶尔发图片给我。有一天她发了胸前的文身照片让我猜是什么，我一看是一朵玫瑰花。美欣回复说，自己就是带刺的玫瑰，但是后面是重点："我父母不让我文身，我就要去！"我也只是淡淡地回复："美欣，只要你自己喜欢就好。"

之后，美欣又来了，而且正好在前几天，她发了条短信给我："康医生，我发现你也不理解我。"我不知道该怎么回复。

见面时，美欣告诉我自己对自己的认识，她认为自己是和别的患者不一样的人。别人总是去寻找帮助，而她就是要靠自己努力思考，所以她要把自己所想的写成一本书，当个哲学家。

"好啊！"我总是鼓励和支持每一个人内心的意愿，只要是他或她真心想去做的。

"可是康医生，你知道我发现我内心的实质是什么吗？"美欣说这句话时透露出无尽的沧桑感。

"是什么啊？"我挺好奇这个太爱深思的女孩。

"我的内心实质是个白发苍苍的老太婆。"美欣很用力地展示灿烂的笑容，并用手使劲拍着沙发的扶手。"康医生，你说我才二十多岁，怎么会搞成这样啊？"

我仿佛看到了那位满脸皱纹的老太婆，与眼前眉清目秀的乖巧女孩完全不符。"美欣，也许你经历了太多坎坷的事吧，所以你年轻的身体里有颗苍老的心。"

美欣突然问我："康医生，我在网上看你写了好多关于患者的故事，为何你不写我呢？"

啊，这太让我吃惊了，美欣在读我写的文字。我该怎么解释呢？

我想最重要的是真诚，于是我讲了下这其中的来龙去脉。

"美欣，我想过写你的故事，可我写不下去。"我挺无奈地说。

"为什么？"

"我尝试写了一下，发现我无法寻找到故事的逻辑，不知道如何写下去。我后来选择了放弃，因为我发现并不懂你。"我望着美欣疑惑的眼神叹息道。

"我有那么复杂吗？嗯，我的确挺复杂的。"美欣自问自答。

"是啊，美欣，你看你每次有疑惑时就来找我聊。但是我并不知道你内心的心理过程，也就是说我并没参与你的思考和感受。每次你把你最终的想法告诉我的时候，我根本不知道你是怎么想到这里来的。"我摊手表明我的无奈，但这话我想美欣听得出来，我在邀请她。

"我知道"，美欣俏皮地笑了，"康医生，你是想我每周都到你这里来，是吧？"

面对聪明的美欣，我直接说出答案："是的，你觉得怎么样？"我希望立马敲定这事，我已等待多时，要抓住机会。

"好啊。"美欣爽快地答应了。

过了一周，美欣真的如期而来。依然化着精致的妆，一袭红裙，满面春风。

美欣坐下来，放好包，说的却不是她的想法，而是把话题指向我。"康医生，我觉得心理治疗师都太被动，真的是这样。"

这个话题让我有点诧异。我承认我们治疗师有时确实显得挺被动。

"美欣，你怎么想起说这个？"

"康医生，你该早点叫我来的，这样我们就可以更早明白发生了什么，我们为何是这个样子。"美欣语气中带着埋怨。

"可美欣，如果回到过去，我说这些话你能听进去吗？你是不撞南墙不回头的人。"我平静地说。

美欣笑了，"对，康医生，我就是撞了南墙也不会回头，一定要撞个头破血流！"

"那么，美欣你现在来了，一定发生了什么事情吧？这样一个爱独自思考的女孩，怎么突然接受我的邀请了？"我暗示过美欣无数遍的事，她突然就明白了，我想这里面一定有玄机。

"哎呀，康医生，你怎么就喜欢打破砂锅问到底？"美欣娇羞地笑着，使劲拍了一下沙发扶手，"我告诉你——我爱上一个男生了！"

"哦，这是好事啊！"

"康医生，你别高兴得太早，哎，他不爱我。"美欣转眼又满是无奈。

"发生什么事情啦？"我耸肩表示疑惑。

"康医生，这个男生我曾跟你说过，是那个喜欢到处旅游，很有自己见解的男生。我向他表白了，他却拒绝了我。我不是气他拒绝我这件事，而是气他拒绝我的理由。"美欣显得很生气，说话有点咬牙切齿的。回忆起来，这样的表现还未曾在治疗室出现过。

"可以具体说说是怎么回事吗？"我立即意识到这是她情绪的脉络。

"康医生，他说他在读大学，谈恋爱要同校的才行，这样比较方便。你说，他是不是不懂爱啊。你是爱一个人呢，还是要图方便啊？假如你为了图方便，即使不爱别人，也去谈恋爱，那这是爱吗？"美欣越说越气。"还有，康医生，我就那么不值得爱吗？我人长得也不错，也知道关心照顾人，为什么不值得爱呢？"美欣的话语中既有不满也有委屈。

"美欣，你觉得爱是什么呢？"我正好可以和她谈谈这个充满体验的爱。

"爱是什么?"美欣突然被问住了,有点措手不及。

我说道:"爱是一种情感体验,人从幼年到青少年以至成年,对爱的情感需求是不同的。爱可以是关心、照料、体贴、尊重、关怀、理解。尤其成人之间最需要理解。弗洛姆在《爱的艺术》这本书里曾说过,最深刻的爱就是理解。"

"康医生,听你说来,我整个人生都是残缺的,每个阶段我都没得到该有的爱。"美欣深深叹了口气。

"那你残缺的人生里还有什么呢?"

"只有痛苦,我觉得开心、幸福都是不重要的,重要的、深刻的就是痛苦,它充斥着我的人生。"美欣说这话时语气凝重,空气也被她话语中渗透的寒冷给冻住了,让人感觉丝丝凉意。

"可这痛苦对你来说意味着什么呢?"即使在这冰凉的氛围中,我仍要继续前行。

"意味着填满我的虚无。"美欣的话总让人感到震惊。"康医生,我想过这个问题。我不断地寻找痛苦,舔舐痛苦,思考痛苦,其实我只剩下痛苦。如果没有了痛苦,我就一无所有了。"

天啊,这是多么有洞察力的话啊,比我讲什么都有用。我正好因势引导。"美欣,你谈到爱,又讲到痛苦,你愿意痛苦着过一生吗?"

"当然不愿意,我还这么年轻,我想去爱,也想找到爱我的人。"美欣恢复了以往的笑容。

"那你就坚持到康医生这里来啊。"我又重提老话。

"我不是来了吗?"美欣笑着站起来。

"好的,我们下周再见。"我也站起来送美欣到门口。

下一周,美欣按时到来。她坐在我对面又开始侃侃而谈,但我没有听进去。因为坐在我面前的是一个素颜的美欣。褪去那层妆容,露出的是一张略显憔悴的脸,没有以前那么饱满,却依然年轻可爱。

我心里一直想着这个问题，美欣为何素颜来见我？这个变化也太大了吧。所以我虽然听着美欣的话，却在等待时机把我的问题抛出去。

"康医生，你一定想问我为何今天没化妆就来见你了吧？"美欣话锋一转，落在这里。

这个美欣，都快成我肚子里的蛔虫了。"是啊，美欣，我真的好奇怪，为何今天是素颜打扮啊？"

美欣嘟囔着嘴说："化妆麻烦得很，我想见康医生就不用化妆了。"

"这是为什么？以前不是这样啊！"

"康医生，我化妆是为了保护我自己。以前出门见人，我都会化妆。越痛苦就越是要化妆，以免别人看出来。化妆就像穿上一件盔甲一样。当然，在家里见我父母是不用化妆的。"

哦，是这样啊。我心中有了一些宽慰。化了妆的美欣明艳动人，却显得疏离，没有亲近感。原来这是一副厚重的盔甲，虽然保护着美欣，但同样隔离了别人。美欣愿意在我面前褪去妆容，以素颜相见，正是向我靠近了一大步。这真是值得高兴的事情啊。

我正在感慨中，美欣说话了："康医生，你说那个男生到底喜不喜欢我啊？如果真的不喜欢我的话，为何每天都来看我的QQ空间呢？"

"美欣，我想说，他不仅是喜欢你，简直是崇拜你。你太强悍有力了，他只能仰视你，把你当女神供起来。"我说话带点玩笑的味道。

"我有哪些地方强啊？"美欣喃喃自问。

"你肯定很强啊，你看你为你父母解决了那么多问题。"

"我父母之间没有问题，他们关系很好。"美欣有些敏感地回应道。

"我不是说你父母关系的问题，而是你为你的家庭付出了很多。你那么小，父亲忙着挣钱，母亲要照顾亲戚。你没有怨言，不给他们添麻烦，还为他们着想，帮助照看表妹表弟。你不是都是一个人这样挺过来的吗？"说这话时，我的内心激动起来，眼泪在眼眶里打转。

"呵呵"，美欣又笑了，"就是，我就是这样子的。我对我父母说，你们都不知道我有多珍贵，你们现在不珍惜，以后会后悔的"。

"可是美欣，你知道你长期这样做，相当于握着一把双刃剑吗？"我用手翻了翻，做了个示意。

"双刃剑？什么意思？"

"双刃剑，就是你强势惯了，什么问题都自己解决。但你自己有需求、想被关心的时候，一方面自己会说不出口，另一方面别人也会忽略。"

"哦，我明白了，康医生，你是说我无法展示脆弱。"美欣反应好快。

"对，对，对"，我用手指着美欣叹道，"就是这个，我要说的就是这个"。

"哎，我就是习惯强势有力，当我感到脆弱时，我就发脾气。而且咨询时，我都帮着想问题。康医生，你看我好不好？"美欣朝我露出惯常的笑容。

"美欣，你看你又在笑，你知道康医生什么心情吗？我感到很辛酸，很心痛。你不展示脆弱，会让你想得到的关心、照料等全都被隔离掉，更不能得到肯定、支持之类的爱的体验了。"

美欣默默地点了点头，收起了惯常的笑容，看来这些话真正触动了美欣。

时间到了，我们相约再见。我真诚地相信，总有一天，爱的花朵会在美欣身上绽放。

我终于写出文章来，并将之发表在一个网上的文学空间里，满心希望美欣能够看到。果真，没多久，美欣来短信说看到了这篇文章，很高兴。我想让美欣提提意见。美欣回答道："没什么意见，康医生，你能够记得我说过的那些话，我真的很感动。现实中没有人如此在意和关注过我。"

接下来的"原本如此"是美欣在大半年之后告诉我的。在此之前，美欣向我郑重表达了她很不喜欢我在网上发表的《静等花开》这篇文章。美欣不喜欢这篇文章，具体来说并不是针对文章的内容，而是针对文章的题目。

原本如此

再见美欣，已是大半年之后，中途曾发生了一件非常危急的事情。

有天晚上美欣发了一条短信给我："康医生，我不想活了。我决定明天回老家上吊自杀，魂归故里，向你道别。"

短信是深夜两点时发的，当我看到时已经是第二天上午八点左右。我急忙打电话过去询问情况，但是没有人接听。还好我有美欣父亲的电话，和她父亲取得了联系。

美欣父亲的声音透着酸楚和疲惫，说了感谢我的关心后，把昨天发生的事情讲了一遍。

原来美欣在较长一段时间里情绪都比较稳定，看书，画画，做十字绣，偶尔也出门和朋友交往，但最近不知为何情绪又忽然越来越不好。

"她不断地抱怨我们不理解她，并不真正爱她。"美欣父亲心酸地说道："康医生你说我们做父母的，哪有不爱自己孩子的？她就说我们爱的是自己的女儿，并不爱她。你说她说这个话是什么意思嘛？"

看来美欣的父母真的很疑惑，我倒是明白美欣的意思。女儿对于美欣来说只是个角色，而美欣要的是父母能理解除开角色以外个人独立的存在。但这时候没时间解释了。"你们为此发生争吵啦？"我继续问道。

"是啊，我们怎么都理解不了，怎么也说不清楚，美欣就开始发脾气了，声音越来越大，后来到阳台去大声吼叫。都半夜三更了，左邻右舍肯定不满，上门来指责我们。"

"后来呢？"我着急起来，总是听不到重点，"美欣怎么样了？我打电话她也没有接，她说她要自杀！"

"哦，康医生，美欣昨晚闹到快两点了。现在她正在睡觉，你打电话她可能没听见。"父亲终于说到了重点。

这下我才放心下来。"美欣爸爸，我收到短信，美欣说她要回老家上吊自杀，你们知道吗？"我赶紧落实接下来的事情。

"康医生，美欣昨晚很激动，的确说了这件事情。你说我该怎么办呢？"父亲的话里满是无助和无奈。

"她确实和你们说了吗？"我再次确认道。

"是啊，不知道她是不是真的会去做啊？"

我可以想象美欣父亲满头是汗，焦躁不安的样子。"这样，现在美欣在睡觉。你告诉她，我晚上 8 点和她联系。我来问问她是怎么回事。"

美欣父亲连声感谢，我挂了电话，伸手摸头，才发现我也是一头汗水。

等到晚上 8 点，美欣的电话打过来了，声音沙哑，语气低沉，显得很沮丧："康医生你好。"

"美欣你好，你这是怎么啦？"我关切地问道。

"康医生，我父母不爱我，也不理解我。昨天晚上我实在受不了他们了，和他们发生了争吵。后来气得我到阳台上去使劲吼，我只想发泄一下情绪，结果邻居找上门来指责我。既然家里待不下去，外面的世界也不接纳我，我不如死了算了。"美欣说的内容让人感觉很激烈，但她的语气却平缓而低沉，看来现实的确伤透了美欣的心，她已下定了自杀的决心。

通常这样的情形下劝说是没有用的，不如直接问问具体的想法，多去倾听一下。"美欣看来你的确很难过，你在短信里说要回老家，为何要回老家呀？"我也语气平和地问道。

"我小时候是在老家长大的，我想要死的话就回老家，起码我在老家的那些日子还是很开心很快乐的。"美欣的语气依然低沉。

美欣接下来说道："康医生，你不用来劝我，我已经想好了，明天让我爸爸送我回老家，我再看最后一眼，就离开这个世界。"

看来多说无益，既然美欣没有偷偷走掉，我想结局也不会太坏。"好吧，美欣，康医生也不劝你了。如果你想起什么，还要跟我说的话，就直接给我打电话。"

"好的，谢谢你，康医生。"美欣客气地挂了电话。

我和美欣说完，马上就拨通了她父亲的电话："美欣爸爸，刚才美欣说的话你都听见了？"

"嗯，嗯，康医生，我都听见了。我现在在门外，你说我们该怎么办呢？"美欣的父亲声音发颤，窘迫不已。

"这样，你们现在先按美欣的想法回老家，让她去看一看。但是注意不要让她独处，避免她出现过激的行为。"

"可她执意要死，我们拦不住又该怎么办呢？"美欣父亲看来这次真的吓坏了。

"她如果执意要寻死，那就只有送医院了，毕竟要救命。实在不行，还可以求助警方，他们会协助的。"这方面我倒是还很有经验，以前也遇到过类似事件。

"好吧，明天有什么事情再和康医生联系，谢谢啦。"父亲说完道谢后挂了电话。

第二天我心里一直七上八下的，直到傍晚才接到了美欣的电话。我赶紧接通电话问道："美欣，你现在怎么样？"

电话里传来美欣巨大的哭泣声："康医生，我好难受啊！我现在坐在马路边给你打电话，我从来都没有这样哭过。我爸妈他们真的不知道我活得好辛苦！"

"美欣，我知道你一直都不容易，一直都在为父母考虑。可他们确实不了解这些，哎，实在难为你啦。你父母现在在哪儿啊？"我一边回应着一边打听情况。

"他们在马路对面，我不让他们过来，我只想单独和你说，不想让他们听到。"美欣边说边哭泣着，话语因哭泣而断断续续。

我放下心来，看来美欣终于缓过劲来，现在向我倾泻情绪，要想走绝路不太可能。我陪美欣聊了一个小时左右，美欣的哭声慢慢小了，情绪也相对平稳了下来。

"好了，康医生，麻烦你了，我要去看看我爸妈怎么样了。"美欣向我道谢。

"那好，美欣，还是这样，有什么想说的，就直接和我联系。"我也挂了电话，长长地出了一口气，心里的石头终于落了地。

后来美欣和她的父母都没有再和我联系过。春节的时候，美欣发了条短信，祝我春节快乐，我也回她春节快乐，就没有了下文。

大半年后的一天，美欣突然发条短信给我："康医生，我想和你谈谈，你看什么时间能行啊？"

好久没有消息的美欣终于又露面了。我翻了翻日程表，立马敲定了见面的时间。

对于美欣这个个案，其实我后来有很多的反思。最重要的一点，我觉得我忽略了她的父母。当时就应该注意到美欣对其父母，尤其对父亲，有强烈的情感诉求。但我的做法是努力地想通过我来建立深入的人际关系，最终实现她与父母的剥离，然后引导她走向现实。现在回想起来这种做法可能不太实际，应该跟父母也建立起联系，并做相应的指导。也许美欣会逐渐体会到父母真实的关爱，然后再慢慢和他们剥离，效果会不会更好一点呢？这次美欣又联系上我，正好给了我一次重新尝试的机会。

事情发展正如我意，第二天我就接到了美欣父亲的电话。电话里父亲介绍了美欣最近的情况。

近三个月来美欣开始每天上班，而且同时也在谈恋爱。开始的一个月美欣对工作很有兴趣，慢慢地，尤其最近两周，她父母发现美欣对工作丧失了兴趣，没有干劲。至于恋爱，好像也出了些状况，具体怎样，她父亲不是很清楚。她父亲猜测是恋爱不顺利，影响了工作。

她父亲说完这些，我表示知情了，最后没有忘记提醒他，我和美欣谈了以后，一定要和父母好好谈一谈。美欣父亲满口同意。

到了预约的时间，我再次见到美欣。她依然是素颜打扮，整体上显得清瘦了些，看上去满脸愁容。

"康医生好"，美欣笑着坐了下来，笑容有些勉强。美欣谈起了近来的状况，与事先她父亲所说的相差无异。目前在工作也在谈恋爱，但最近感到特别的厌倦，对这两件事都提不起兴趣。

我很好奇地问道："美欣，你既然对工作和谈恋爱都提不起兴趣，那最初又是怎么开始的呢？"

美欣皱了皱眉头说道："康医生，说来奇怪，我真说不上怎么就这样做了。当时我爸说有个机会，让我去我姑姑的电商做点管理的事情，我也就去了。而且正好当时在网上与网友聊天，有个网友向我表白，说很喜欢我，我也就答应了。"

"哦，是这样啊"，我有点搞不清状况，于是继续问道，"那什么时候又感到厌倦了呢？"

"大概也就过了一个月左右吧。"美欣想了想说道。

"你是指工作和恋爱都这样？"我继续追问道。

"嗯，差不多。我姑姑说我工作很在行，一学就会。我开始做起来的确没有什么问题。可是一个月后，我最大的感受就是厌倦。谈恋爱也是。我和男友是在网上认识的，他家在外地。我们也见了几次面，相处了一段时间，甚至还见了双方的父母。其实开始我觉得还可以，可一个月以后我就厌倦了。现在都是他主动联系我，我对他没什么感觉。说起来好像没什么缘由，平平常常发生，奇奇怪怪厌倦。"

我依着情绪的脉络问道："那你厌倦什么呢？"

"我不知道，他们都说我好，可我心里满是厌倦。不想上班，也不想见男友。"美欣依然满脸愁容，那标志性的灿烂笑脸不见了踪影。

"嗯，美欣，最近还有什么事情发生吗？"我想旁敲侧击地找寻点线索。

"哦，我想起来了，最近两周总是重复做同样一个梦！"美欣有点激动地拍着沙发扶手说道。

"什么样的梦啊？"不断重复的梦，我一边惊叹一边又充满了信心。梦是心灵的产物，这下我总算可以找到突破口了。

美欣的梦是一个噩梦。梦中有位陌生的中年男子想要强奸美欣。无论美欣怎么藏，怎么躲，都被中年男子找到。比如想坐出租车跑掉，出租车司机竟然是中年男子伪装的，又比如逃到同学家，小区的保安就是那个中年男子。每每这种时候，美欣都从梦中吓醒，大汗淋漓，甚至不敢再入睡。

这是一个自我攻击的梦，好像和性也有些联系，我心里暗自分析。可梦具体在说什么呢？还得从美欣的口中问出。

"美欣，假如你是梦中的那个中年男子，我来问你，你为何要这样对待美欣啊？你好像有超能力，时时刻刻都能找到她，要施暴于她。"我运用皮尔斯的完形解梦的方法来询问美欣。

"我是中年男子",美欣用手摸了摸沙发扶手,想了想说道,"我想羞辱她!"美欣的语气很坚定。

"哦?为何你要羞辱美欣呢?难道她得罪你了吗?"

"没有,她没有得罪我。只是她很听话很乖,我羞辱她会有快感。"美欣边想边慢慢说道,然后又犹豫了一下,补充道:"不仅是有快感,而且还有掌控感。"

我大概猜到美欣内心的声音,整理了思路后说道:"美欣,你梦中的中年男子就是你自己。我想你的梦是在提醒你,你在现实中遇到了困难,但你无法反击,只能自我攻击,就是你说的羞辱。你自己说你很听话很乖,因为只有针对自己才有掌控感,所以你也有快感。对于别人你却是失控的。"

"嗯,康医生,我明白了。"美欣的脸上露出了久违的笑容。"我当时答应工作和谈恋爱都是听从了外界的声音。我爸妈和我姑姑都希望我去工作,我男朋友希望我和他谈恋爱,他们对我都有很高的期待。我又是一个很顺从很听话的人,即使事情本身违背我自己内心的意愿,但是我还是会勉强自己去做,最后让我陷入了困境。"美欣聪慧的脑子很快明白过来。

我听到美欣的回应也欣然认同。这太像以前美欣的行事风格了:无视自己的意愿,为别人着想,然后积蓄负面的情绪,最终爆发出来。这次还好,没有到非常激烈的地步,美欣就主动及时地联系了我。

"康医生,我明白了。回去以后我暂时不去上班了。"

"那你的男朋友呢?"

"我本来这几周也没怎么搭理他,还是慢慢断了算了。"

"好吧,那就按照你内心的意愿来做吧。下周来,我想和你父母见面聊一聊,你看行吗?"我征询美欣的意见。

"没问题!"美欣笑着挥了挥手,看来今天的确解决了美欣的一大难题。

第二周又见到美欣，她的父母按约也来到了咨询室。我决定先和美欣谈一会儿，再与她父母谈。

美欣已经没有去上班了，也和男朋友说好分手。而且美欣还做出了一个重要决定，就是搬离父母家，独自生活。正好家里购置了一套新房，已经装修完毕。美欣趁机搬过去一个人住，周末或者有事情的时候再与父母联系。

谈到这些，美欣很感慨："我终于知道为何活得这么累了，做了好多事情都不开心。"

我听了美欣的感慨，问道："美欣，你能说说'为何'是指什么吗？"

"就是别人对我的期待啊！我总生活在别人的期待里，父母的期待，亲人的期待，老师的期待，同学朋友的期待。我没有过属于自己的生活，我现在要搬出去住，过自己想要的生活。我再也不想活在别人的期待里了，任何的期待。"美欣恨恨地说道。

我点头表示认可："是啊，美欣，那么多的期待让你活得很累，也把你压垮了。"

"康医生，你写的那篇文章《静等花开》，我不喜欢。"美欣突然把矛头转向了我。

以前美欣不是很乐意让我写点与她有关的故事吗？怎么这会儿又翻脸了呢？我感到很疑惑。

"康医生，你知道吗？'静等花开'就有期待的意思。我不喜欢这个题目，不是不喜欢你写的内容。"美欣笑着解释道。

"哦，我明白了，看来应该改个名字才行。"我点头说道。

美欣戏谑着说道："是的，我本来就是这样子嘛，为何还要静等花开呢？听着我都觉得好累啊！"

"嗯，那好，那就改成'原本如此'。美欣，你看怎么样？意思就是原来就是这个样子的，也就没期待了。"我想了想，回应道。

"好啊，好啊"，美欣高兴得拍起手来，笑容可掬，"这个名字好，我喜欢这个名字！"

我和美欣就文章题目达成了一致。

不过有一个长期没有解决的问题，如今美欣却做到了，那就是与父母剥离，拉开距离，这让我有些惊讶。既然事已至此，不妨就此一问："美欣，以前的治疗中我其实无论明示也好，暗示也好，都希望你和父母有所距离，可你都不愿意。这次却提出要独自搬出去住，你是怎么做到的？"

美欣长长叹了一口气说道："我自杀那次就真正意识到他们给不了我想要的。接连又发生了这些事情，让我最终下定决心与他们分开。"

原来是这样啊！我既有些诧异，又觉得也在意料之中。通过无数次的尝试，美欣终于醒悟了，但我突然感觉心中有些空落落的。仿佛我只是个旁观者，一切事情的发生、发展和结局都与我无关。

也许，我和美欣之间的关系，不像我想象的那么紧密。也许，我还是站在玻璃门外的那个治疗师，我看得到美欣，却触碰不到她。这些话我这次没有说，只是默默留在了心里。

接下来是和美欣父母的谈话，好像也没有我想象中那么大的意义了。不过我还是站在美欣的立场表达了对她的支持。父母也欣然同意了美欣的想法，最后他们再次表达了感谢。但我意识到主要是美欣的情绪再次平静下来，让父母感到安心，这才是他们看重的。

咨询结束时美欣答应，有情况的时候再与我联系，然后一家三口和和气气地离开了咨询室。

送走了美欣一家，我坐下来写笔记的时候，竟然感觉有点儿被美欣利用了，感觉美欣利用我帮助她实现了心中的愿望。可这有什么不好呢？我不就希望她有自己的生活吗？即使被利用也是好的呀！可我总有些气馁，有点沮丧，我和美欣之间到底发生了什么？我要好好反思一下。

当虚无来袭

"哦，我明白了，小何，你的意思是痛苦的情绪是你自己的需要，可以促使你思考更深入的哲学问题，也可以激发你的潜能。你刚才说到你用上帝的视角来看待人、社会和世界的关系，这个我倒是知道是怎么回事。"我神情淡定而颇有底气地回应道。"哦，是吗?"小何有些惊异而且有些激动，"我给老师和父母说过，他们都不明白我在说什么!"

这天咨询室来了一位高中女生。听她父亲说，女生姓何，是学校里的心理老师介绍到我这里来的。主要原因是这学期入学考试从年级 50 名跌落到 150 名，目前情绪很不好，希望我能帮帮她。

她父亲面带愁容，语气急迫："康老师，你一定要帮帮我女儿。我也是老师，为了让女儿能考个好大学，她妈请了长假，来成都来陪她读书。我女儿学习成绩一向很好，可不知道最近发生了什么事，她又不告诉我。"这位父亲个头不高，身形瘦削，穿着朴素，相貌普通，看来望女成凤的心情早已有之。

"好"，我平静地说道，"我尽力而为。这样，你让你女儿进来和我聊聊吧"。我让他去叫女儿进来。

他客气地退了出去，过了一会儿，身着校服的女儿坐在了我面前。女孩圆圆的脸，大眼睛，扎着马尾，眉毛粗浓，嘴边汗毛也很明显，有些男孩子气。如果平时看可能会是个颇有英姿的女生，可现在却满脸沮丧和无助。

我先开口问道："小何，你父亲带你来找我，有什么需要我帮忙的啊？"

"我不是因为成绩的事情来找你的，我有些事情不方便和我父母说。"小何嘟囔着嘴说道，说话倒也直接，算不上冒犯，也不是太礼貌。

"那你方便给我说说吗？"我也直接回应道。

"嗯"，小何顿了一下，"好的，最近我有些控制不了自己的情绪"。

"那能详细谈谈是怎么回事吗？"

"这就说来话长了。"小何想了想，不知从何说起，看来她并没有准备好，或者没想到我会很有耐心地听她的故事。

我并没出声，我在等待小何酝酿。

"是这样子的，康老师"，小何开口了，"我父母在我初中时让我上了一所很贵的私立学校，我当时就有些内疚感，怕考不好，对不起父母交的学费。当然我并不是说学校不好，只是觉得真的没有必要。后来考上了高中，我很想学文科，可我父母觉得文科不好考大学，又让我必须选理科。我又退让了，按他们的要求读理科。其实我是有情绪的，但也没有对父母发脾气，我知道他们这是为我好"。

"那你现在控制不了情绪，是吗？"我摸着情绪的节点切入。

"不，康老师你听我说完"，小何把我的问题推了回来。"是这样的，我其实一直都有情绪，可我发现当我处于情绪之中时，我获得了好处。比如说，我发现我可以理解凡·高为何割耳朵，康老师你信吗？"

我感到有些奇怪了。"小何，我想你可能有愤怒、不满，甚至委屈的情绪，至于有什么好处，和凡·高割耳朵有什么关系，我还真联系不到，我承认我理解有限。"不过我身体前倾，邀请小何继续。

"是这样的，当我处于愤怒、不满之中时，我发现我有了一个全新的视角来审视世界，或者说上帝视角吧。我好像可以把个人、社会以及世界之间的关系看得更清楚，以前读很多有关哲学的书都不太明白，现在渐渐知道了是怎么回事。"小何把心中所悟一口气说了出来，我听得有点懵，一下子消化不了。

"那和凡·高割耳朵有什么联系？"我疑惑地问道。

"凡·高那么有创造力，画出如此卓尔不凡的作品，一定是痛苦的力量在驱使吧，只有痛苦才能激发人的潜能。我觉得一定是这样的。"小何语气平静，眼神坚定。

我还是没搞懂小何想表达什么，还是要重新回到情绪上来。"小何，你说最近情绪失控，是你父母最近给你压力太大了吗？"

"不"，小何又把我推了回来，气场十足，"我以前是对我父母不满，但自从我发现情绪的作用后，我就逐渐喜欢上这样的情绪了。当我陷入情绪中时，它能促使我思考，更深入地思考各种哲学问题，我想这可以激发我的潜能"。

"哦，我明白了，小何，你的意思是痛苦的情绪是你自己的需要，可以促使你思考更深入的哲学问题，也可以激发你的潜能。你刚才说到你用上帝的视角来看待人、社会和世界的关系，这个我倒是知道是怎么回事。"我神情淡定而颇有底气地回应道。

"哦，是吗?"小何有些惊异而且有些激动，"我给老师和父母说过，他们都不明白我在说什么!"

我拿出一张纸，拿起笔在纸上画了起来。"这是个体"，我写在纸上，"这是社会或是外部世界"，然后我分别把个体和世界画了圈，并用双向箭头联系起来。"你的痛苦让你抽离出来"，我把痛苦画在了外面，并画上圈，"你于是可以用新的视角认识世界和人的联系。据我所知，好多的伟人和哲学家都有这样的体验。比如说佛祖释迦牟尼，哲学家尼采、叔本华等，而且这也决定了他们思想的内核"。

我的回应立马得到小何的认同，她睁大了眼睛，确认是第一次找到一个可以沟通的人。

"但是，我们不能老是陷在这样的情绪里，我们用这种方式思考世界不错，但总是这样，我们会很心累，会耗竭的。"我又转回情绪上来。

"那我们还可以怎么办?"小何一脸期待地看着我。

"说到底"，我进一步指出，"小何，你看，无论怎么说，情绪促使你去思考世界，都是我们和世界建立连接的方式。我们不能全然地离开这个世界，世界和我们个体存在是辩证关系，如同阴与阳，黑与白。如果我们只想孤立独存，那我们就消失了"。我也不管小何能否明白我所说的东西。继续拿出笔在纸上写："我们可以有多种方式和世界联系，比如兴趣爱好、情绪、亲情、友情、学习、各种诉求等。"

我逐一把这些罗列在纸上。

小何一下把手伸过来按住了我所罗列的大部分内容："我只有情绪和学习。"

我惊异地看着小何。

"是的。"小何说："这学期入学时我考试成绩不好，于是认为学习也是没有价值的东西，便放弃了学习，因为我还可以借由情绪去思考更有价值的东西。但是我发现以前在课堂上可以全神贯注地听课，可现在总是被情绪带走。我现在无法控制住它，而是被它牵着走。"小何终于说到了情绪是如何失控的。

看着小何焦躁痛苦的表情，我内心涌起一股强烈的心痛感。不用多问我就可以猜得到小何青春年少的时光里内心是凄凉和苍白的。没有自己的兴趣爱好，没有朋友，也没有家人真心的陪伴，除了学习，就只剩痛苦压抑的情绪。如今学习也被自己放弃了，于是被痛苦压抑的情绪吞噬，无处可逃。

我这时也无法更好地安慰小何，我努力思索，能告诉小何点什么呢？我指着学习对小何说："学习的意义从哲学的角度讲也是你与世界的联系。正如你的情绪促使你思考世界一样，是一种联系，如果你放弃了学习，那就只有一件事情：就是你现在无法控制的情绪。"

小何将信将疑地看着我，没有说话，我再次用手重重点了点学习二字，小何突然说道："怪不得，当我感到虚无来袭时，我就被情绪卷进去了，不能自拔。"

虚无来袭，我内心的弦被拨到了，这种感觉不正是我们面对孤独存在的最深刻的体验吗？

"那还是去学习吧，记住学习的意义不是成绩，而是防止你落入虚无。"我想这时能做的不是说更多的空话，而是重建小何以前岌岌可危的内在防御机制，让它再次运转起来。

小何点点头，站起身来说道："谢谢康老师。"

"好的，小何，让你父母进来，我再和他们交代几句。"

小何父亲进来了，我快速在脑子里转了转，整理了要说的话，以便她的父亲能够做点什么。

我向她父亲解释道："小何因想学文科的意愿没有满足而越发焦虑。她在考虑如果考好了上了大学就不能再读文科专业，这让她不知如何是好，陷入困境。我已经给小何说清楚，可以读综合类学校以便选修文科专业。目前父母不要在学习上给小何太多压力，做好后勤工作即可，但是建议每周小何能来我这里谈谈，对她更有帮助。"

她父亲连连点头，承诺会按我说的去做。

小何有没有意愿来找我寻求帮助，我的话又能产生什么作用，我不知道。但我想当她说虚无来袭的时候，也许能领悟到我所说的吧。因为那一刻我和小何同时面对了人类的困境，我们借此而同在，但愿如此。

难题背后的秘密以及心理治疗的套路

"那些定理意味着这个社会、这个世界运行的规律和秩序，但对这些我是持怀疑态度的。如果这些规律和秩序是虚假的，那我们所做的一切又是什么呢？我们还是真实的存在吗？而且我必须保持怀疑，因为如果这一切的确是虚假的，我就先有心理准备，起码不会被吓坏。"朵娜一口气说完这一大段话，我惊奇地发现坐在我面前的不是一位懵懂无知的中学生，而是一位深思熟虑的哲学家。

这个高一女孩已经来我的治疗室谈过七八次了。女孩个头不高，面容清秀，留着齐耳短发，每次来总是穿着那身整齐的校服。而且她每次都远远地坐在我斜对面，低着头，从未正眼看过我，手里还拿着一个笔记本，特别像个向老师请教学习问题的羞怯学生。从她隔周一次来找我治疗的表现，以及很坦诚地和我讨论她所遇到的问题来看，我们之间应该是已经建立了比较稳定的关系。当然我也知道她还没有真正亲近我。她的行为足以表明她的态度——远远地和我保持距离，以便随时保护自己。

女孩叫朵娜，在初中时曾休学一次，目前在市里一所重点高中就读。来找我的原因是其母亲发现女儿没法沟通交流，而父亲也丝毫不起作用，他们很担心再次发生休学事件，故而求助于我。

朵娜这次来，表现如同以前。她先坐下来，放好沉重的书包，然后从书包里拿出她的笔记本，放在双膝上，埋着头开始翻阅笔记本，不抬头看我。

"朵娜，你好，最近两周过得怎么样啊？"我靠坐在单人沙发的扶手上，看着面前的朵娜，开始这一次的谈话。

朵娜快速地翻阅自己的笔记本，在密密麻麻写满字的一页停下来。然后又用笔顺着所写的字往下理，最后笔停在书页中。朵娜埋着头说："康医生，我最近遇到了一个难题，不知怎么解决。我专门把它记下来，怕见到你的时候忘了。"

"嗯？什么难题？"我好奇地向前弯身，靠拢朵娜。

朵娜依然埋着头，没有理会我的反应，接着说道："是这样子的，我最近无法投入学习，老爱玩手机、看小说，作业总要拖到最后才做完。"

"朵娜，你是说以前也有这样的情况？"

"嗯，以前也有，只是现在更严重了。"

"那你能具体讲讲吗？"这是我一贯的套路，我要获得细节。

"比如我周末做数学作业，如果遇到一道比较困难的题，就会停下来。然后我会玩一会儿手机，或者看会儿小说，才会再来做这道题。结果发现我其实也能做出来的。但是这样会耽误很多的时间，作业就拖到很晚才完成。"

"是很奇怪啊，你难道不可以不做这道题，跳到下面把容易的先做了吗？考试不也是这样吗？"我从自己的考试经验出发，回问道。

"考试我也不会往下跳的，也会停在不会做的题目上。"

"啊？这不会很影响考试吗？"

"是啊。"朵娜的头埋得更深了，像个做错事的学生。

我仔细想了想，这个问题从哪里切入呢？对了，凡事摸到情感的脉络总会有眉目，这也是一种很好用的套路。于是我坐正身体，清清喉咙，很正式地问道："朵娜，你仔细回想一下，当你面对难题时，有些什么感受呢？"

朵娜抬起头，望着房间的角落，稍微想了想，说："我感到无力、困惑，还有难受。"

"能具体说说是什么让你无力吗？你困惑什么？难受什么？"我顺着刚才的套路问下去，我必须搞清楚她情绪的指向。

"做不了题啊，不知怎么完成，这些都让我觉得无力又困惑。然后会想到我怎么这么笨，老师、同学他们怎么看我，我很难受。"

听起来没有什么特别的，不过我还是按常规追问了一句："除了以上感受以外，还有其他感受吗？"这也是套路，不要相信你的来访者把所有的都讲完了，总有什么最重要的被有意无意地遗忘了。

朵娜突然转头瞥了我一眼，又立马转开，语气有些急促："还有，还有，我第一感觉是恐慌。对的，是恐慌。我这才想起来我为何去玩手机，看小说了！"

我惊讶地看着仿佛在自言自语的朵娜，问道："你想起什么啦？"

朵娜喘了口气说："其实玩会手机或看会小说以后，我的恐慌不那么严重了，所以我又能继续去做那道题。其实好好想想，那道题也并不难，只是要用到新学的定理，或去推导一个定理，就能做出来。"

"那你恐慌什么呢？"我一脸茫然。这个不是套路，我真的困惑了。

"康医生，你知道那些定理对我来说意味着什么吗？"朵娜的语气变得凝重起来。

"意味着什么啊？"这又是套路——重复患者重要的话。

"那些定理意味着这个社会、这个世界运行的规律和秩序，但对这些我是持怀疑态度的。如果这些规律和秩序是虚假的，那我们所做的一切又是什么呢？我们还是真实的存在吗？而且我必须保持怀疑，因为如果这一切的确是虚假的，我就先有心理准备，起码不会被吓坏。"

朵娜一口气说完这一大段话，我惊奇地发现坐在我面前的不是一位懵懂无知的中学生，而是一位深思熟虑的哲学家。

我捋着颌下花白的短须，默默地点着头。我终于明白了朵娜难题背后的秘密。那一道道难题隐藏着这个世界的终极问题——存在与虚无。

朵娜被虚无感震慑住了，一道道难题仿佛展现出世界存在的狰狞面目：一切都是无根基的，是虚无的。朵娜虽说要做好准备，但当面临存在困境时，她仍然无法应对，落荒而逃。

怎样才能缓解朵娜的焦虑呢？人其实是这样的生物，当知道不是独自一人面对这样的困境时，焦虑就会有所缓解。

"朵娜，你所怀疑的世界存在的真实性，早就有哲人这样想过了，你可曾知道？"

朵娜显得有些疑惑："是吗，不只我一个人这样想吗？我是不敢和别人说这些的。说了他们也不懂，还会认为我脑子有问题。"

"是啊，佛祖释迦牟尼就说一切色相皆空，尼采在超人理论里说有勇气的人应像天上的雄鹰，俯视虚无的深渊，还有加缪也说过人生是荒诞的。你知道西西弗的神话吗？"

"西西弗神话？"

"就是那个被宙斯惩罚每天推石头上山的人。当他把石头推到山顶，石头又滚落到山脚。加缪说人生就是如此，到头来一切成空，回到原初。"

朵娜从虚无中解脱出来，摊开笔记本，急切地说："康医生，你刚才的话能否重说一遍，我要记下来。"

"好的，朵娜别急，我还要告诉你，其实我也和你一样面对这个世界的虚无，不仅是你一个人。"

朵娜似懂非懂，但不再像先前那么恐慌了。最后她收拾好书包，离开时向我致谢。我看着朵娜娇小的背影，深深地叹息。这么沉重的存在问题竟然出现在一个高中女孩的内心，难题的背后竟隐藏着人类存在的困境，是对既定规律和秩序的渴望，这真的让我震惊。可见她多么缺乏安全感。如何确立其内心的安全感，是治疗的关键问题。我们任重而道远，还需慢慢求索。

和一个高一女孩谈论这样的话题，我并不觉得有什么奇怪。在我的印象中，现在的中学生对世界的想法和认识比起我们年少时要深邃和宽广得多。这毕竟是个信息的时代，查询和了解这些带有形而上色彩的哲学问题还是很方便的。心理治疗师需要学习和了解哲学，这也是心理治疗的套路之一吧。

什么让我们成长

"康老师，你相不相信我其实对赌博并不感兴趣？"
说这句话的是位已过而立之年的男士。我面前的
这位男士面目清秀，身材瘦小，戴着一副黑框眼
镜，穿着讲究，如此斯文的形象，很难把他和赌
徒联系起来。但事实确实如此，易军正是背负巨
额债款的赌徒，同时面临被家人抛弃的危机。他
正是在这种状况下找到我的。

无所谓的赌徒

"康老师，你相不相信我其实对赌博并不感兴趣？"说这句话的是位已过而立之年的男士。

我面前的这位男士面目清秀，身材瘦小，戴着一副黑框眼镜，穿着讲究，如此斯文的形象，很难把他和赌徒联系起来。

但事实确实如此，易军正是背负巨额债款的赌徒，同时面临被家人抛弃的危机。他正是在这种状况下找到我的。

易军原是某工程公司的副总，年轻有为，已结婚生子。妻子贤惠，女儿乖巧，家庭幸福。父母身体健康，还帮忙带孩子。易军心无旁骛，专注于工作，生活相当美满。

可生活并没有按照这样的轨道继续下去，易军逐渐与网络赌博交上了朋友。几年以来，他暗地里注入上百万的赌资，进行豪赌。期间被家人发现过数次，家人帮忙还清欠款而且对他进行了严厉的批评、指责，但这并没有改变易军"总会捞回来"的赌徒心理，最后越陷越深。

此次易军欠下的债务高达百万元，家人对此早已深恶痛绝，也不愿像以前一样为易军偿还债务，其父甚至要和易军断绝父子关系。而且易军因在公司借款无数，事发后，也没法在公司立足，目前已离职走人。最终只剩下易军的妻子愿意再给易军一次机会，帮助易军渡过难关。但妻子要求易军坚决戒赌，一旦复发，必然离婚。易军也表达了坚定的决心，并且想从心理方面得到帮助，经人推荐找到我。

我曾从事成瘾工作多年，无论是酒精、海洛因、冰毒等物质成瘾，还是网络、性、赌博成瘾，从中我都发现参与者有强烈的兴趣和动机。听到易军说对赌博并不感兴趣，我惊讶不已。先不管是什么，姑且听之。

"易军，你说你对赌博本身并没有兴趣，那么是什么让你不断陷入赌博之中不能自拔呢？"我按这个思路追问道。

"我自己觉得与钱无关，康老师你看我分析得有没有道理。"易军摘下眼镜，用纸巾擦擦眼镜片说道。

"你说说看呢？"

"康老师，我这个人说来其实生活得挺'无趣'的。抽烟、喝酒、打牌、女色等我通通不喜好，但我对挣钱很感兴趣。"易军双手放在沙发扶手上，看着我说道。

"这是什么时候的事情？就是说，你是什么时候发现自己对挣钱感兴趣的？"这个故事我想听得更完整一点。

"嗯"，易军静下来想了想，"大概就是几年前，这里面有个渊源，我想起来了"。易军的故事线索还很多。

的确是这样的。来访者的资料常常是慢慢凑成形的。甚至有些事情早已压到心灵的深处，被选择性遗忘了，不知什么时候会被重新挖掘出来。

对于这样的叙事方式，我早已习惯。没有一个来访者的故事可以完全按照我们预设好的线索来展开，比如时间、地点、人物等按顺序逐一登场。如果你是一个喜爱看电影或读小说的人，那么你会发现来访者的叙事比编剧或小说创作者的思路更戏剧化、更精彩。

易军这时的故事线回到了小时候的家庭生活。他有一个从小体弱多病的姐姐，父母因此更照顾姐姐，反而对作为弟弟的易军要求更多，也更严厉。在童年易军的印象中，家里总是处在经济不好的状态。姐姐治病要花钱，父母生活很节俭，自己提出的诉求经常被否定，而且父母对自己学习的要求很高。

听到这里，我感觉这里面有情绪，虽然易军的语气语调没有变化，但这正是让人奇怪的地方。如果诉说的内容是听起来明显让人不愉快的，为何在肢体、表情、语气方面没有任何反映呢？

我打断了易军的描述，我想让他更详细地说些细节。"易军，你刚才说到幼年的生活，听起来父母对你挺严厉的，我感觉还是会有些压抑，你说的时候是什么感受啊？"

"嗯，是有些，但我周围的父母们不都这样吗？我习惯了，没什么感受。"易军同样平和地答道，茫然的表情似乎在表明我的问题有点不着边际。

我还是要多驻留一下。情感这东西很容易一下就滑走了，再也没有痕迹。但这里面却常常隐藏着故事的内核，连讲故事的人也不清楚。

"易军，你说到父母对你很严厉，你提出的诉求都被否定了，你再感受一下，是什么情绪？"我先重复了易军的话。

"那肯定是不舒服嘛。我父亲是个很老套的人，从来都是否定我，到现在还是这样子。"易军说话激动起来，脸有些泛红。

"现在还这样？你不是当上公司副总，而且结婚生子，当父亲了吗？"

"康老师，我告诉你一件小事你就知道了。每年过春节我们做子女的总要买点东西送父母，表达孝心嘛。我就很奇怪，每次我买什么，我父母都不要，还怪我乱花钱。我理解，他们是节俭惯了。他们说什么，我也就听着，不说什么，说也没有用。"易军用无奈的眼神看着我。

"你姐姐呢？她会怎么样？"

"我姐姐？她会反抗他们。如果他们不要，她会说他们，强迫他们接受。但我却说不出来。"

"那也就是说，这么多年，你父母对你所表达的情感、诉求，你都压住了，从来没像你姐姐那样说出来过，对吗？"我总结这段对话。

"是啊"，易军很无助地点头，"哦，康老师，刚才我想说，我挺喜欢挣钱，是想说我小时候缺钱。当然其实也不完全是那样，我想通过尽快挣钱来改变父母对我的态度，赌博来钱快嘛！但你刚才提到父母对我的态度，我想起了可能有更重要的作用！"易军脑子转得很快。

"不是要挣更多钱吗?"我反问道。

"不完全是。五六年前，我其实对生活工作都浑浑噩噩的，什么都无所谓，什么也没有兴趣。但那个时候我姐姐谈恋爱了，也就是我现在的姐夫。我突然发现，我父母对我姐夫很客气，凡事都让着姐夫，其实姐夫说话是比较冲的。我开始不明白为什么，后来我认为是他有钱。我姐夫是一个公司的经理，有一定的资产。我认为有钱就可以改变父母，改变他们对我的态度。是的，我想起来，我当时想挣更多的钱是因为姐夫的出现。"易军有些恍然大悟，仿佛发现了新大陆，兴奋不已。

"哦，易军，以前你从未想过这一点吗? 希望靠挣钱来改变父母对你的态度。这才是最重要的，是吗?"我重复易军的话。

"看来应该是这样"，易军尴尬地笑了笑，"我也很奇怪别人偶尔也赌一赌，我却收不了手，而且越陷越深，这也许是个重要原因吧"。

这是我和易军第一次见面时我听到的关于易军的故事，是一个想通过挣钱来改变父母对自己态度的故事。

接下来，我决定约见易军的妻子，她目前是易军支持系统中最重要的人，可以更好地帮助易军。

迟到的青春叛逆

这天我见到了易军的妻子小方。小方个子一般，身材适中，圆圆脸，戴着一顶浅色棒球帽，长发披肩，衣着朴素，但满脸疲惫，一眼就能看出是位朴实过日子的女人。

我让易军在咨询室外等等，先单独和小方谈一谈。

小方坐下来，满是无奈地说："康老师，谢谢你愿意帮助易军，我也是没有办法了，要不是看在 3 岁女儿的份上，我真想和他离婚算了。"

"嗯，小方，这件事情对你来说是挺不容易的"，我表达了我的同情，"现在你们的生活是怎么安排的？"

小方讲了一下当前的情况：女儿已经完全被易军父母接管，不允许易军见女儿。他父母也不和易军往来，小方现在是双方传递信息的人。易军当下还没确定做什么工作，赋闲在家。小方周末去看女儿。小方也明确表达了如果易军再赌，绝不再容忍，肯定会离婚。

我听着，不时轻轻点头，表情严肃，看来易军目前的形势真的很严峻啊！

"小方，你怎么看易军赌博这件事呢？"我想了解作为妻子的真实想法。

小方皱了皱眉头，想了想，说道："康老师，我也很奇怪，我和易军生活这么多年，他除了生活能力比较差以外，在其他方面都没有不良嗜好。我一直认为他就是有点懒，但男人嘛，有工作，会挣钱，你还要怎么要求呢？真想不到他会去赌博！"

看来小方对易军为什么会赌博不是很了解。

我正准备组织一下语言，把上次和易军谈话的内容和小方交流一下。

小方突然拿出手机，翻到一页微信的内容，对我说道："康老师，你看看这些内容，是易军的父亲手写的东西，他拍照后发给我。你看有没有必要给易军看啊？我暂时没拿给易军看，想听听你的意见。"

我拿过来仔细一看，易军父亲所写的内容太让人吃惊了，全是摘抄的名人名言，例如："居处恭，执事敬，与人忠。""行己有耻，使于四方，不辱君命，可谓士矣。""勤奋是成功之母，懒惰乃万恶之源。""有志者自有千计百计，无志者只感千难万难。"

诸如此类，洋洋洒洒总共有六七页之多。

"这是他父亲要告知易军的话？"我再次问道，然后感叹道："这真的完全是教小孩的方式嘛！"

"嗯，我也觉得易军父母他们教育孩子的方式有问题，包括他姐姐，四十岁的人了，连日常家务都做不好。"

"那这样，小方，你提供的信息很重要，我想单独与易军聊聊，你等我一会儿。"

小方把易军叫了进来，自己退出了咨询室。

易军稍微有些紧张，看来他很在意小方的态度。"康老师，小方没说什么吧？"易军问道。

"嗯，她还是愿意给你机会的，但有担心是难免的"，我安慰易军。"她给我看了你父亲写给你的话，我想听听你的感受和想法。"

我把刚才小方展示的内容给易军看了，易军很平静地说："这的确是我爸的风格，我没什么感受和想法，我早就习惯了。"

"是吗？"我追问道，"没有一点情绪，哪怕是一点点反感或不舒服？"

易军摘下眼镜揉揉眼睛，叹息道："反感和不舒服肯定是有的，都这么大的人了，一直被当作不懂事的小孩来教育，心里自然会不舒服。"

"一直都这样？"我有些惊讶。

"嗯，是这样的"，易军说道，"我都三十多岁的人了，家里的事情大大小小他们都要管，买东西要管，做事情要管。我都是公司副总了，我还管好几十号人呢。他们好像从来没意识到我已经长大成人了"。易军的语气有些激动。

"我听你讲，感觉你还不只是反感、不舒服，你语气里还有不满和愤怒。"我指出易军的情绪。

易军点头说："是啊，听多了是会让人生气的。"

"那你怎么办呢？"

"我还能怎么办，就像上次我告诉你的，我只有当作没听见，他们总是不承认我。我想只要我有大钱了，他们就会改变对我的态度。"易军无奈地说。

"哦，是这样啊！"我感叹道。不过我内心已经有了成熟的想法，我决定尝试引导易军想一想。

"易军，赌博这件事情从正面讲，你说了想有更多钱以让父母改变对你的态度，你有没有想过从反面还有什么意义呢？"

"反面？"易军想了想说不出话来。

"你想想，你这次的行为，最难受的人会是谁呢？"我轻轻地向前带一下。

"大家都不好受吧，谁是最难受的……我倒还真没有想过。"易军被问住了。

"你自己？"

"我还好吧，反正已经发生了，也就想办法解决。"

"那是你妻子小方？"

"她是难受，倒也不会那么难受，要不然她肯定和我分手了，也不会再给我这次机会。"

"你姐姐？"

"她会生气，不过她也成家了，顾不了我这么多。"

"那你父母呢？"我最后问道。

"我父母肯定难受，我父亲特别难过，他这么决绝不见我，还不准我见我女儿，肯定很生气。"易军点头道。

"易军，我刚才问你从反面说，你的行为后果不正是在表达对父亲的愤怒吗？你想想，你父亲对你期待多高，那些名人名言，不就是你父亲对你的期待吗？可你却变成了赌徒，欠了巨款，公司副总的职位也没了，你可以想象你父亲心中的痛苦。"

我把要点全部抖搂出来。

易军低头沉默了。过了一会儿，他点头回应道："这件事对我父亲冲击是很大。我听小方说他头发都白了很多，每天都唉声叹气的，尤其常常说在别人面前再也抬不起头了。"

"易军，我可以简单地说，这是你的一次迟来的青春叛逆行为。你积蓄的愤怒和不满在赌博上爆发了，只是你自己并没有意识到你其实是在用这个方式表达攻击和愤怒。"我更明确地说。

"哦?"易军用手挠了挠头，有些不太明白，但大致知道我在说什么。"康老师，你是说我一直被压制着，赌博是我在反抗我父亲?"

"是的，哪里有压迫哪里就有反抗。"我拍着沙发扶手肯定地说，语气强硬。

"我要好好消化一下你说的话。"易军沉思道。

"好的，我想再和你的妻子小方说几句，你请你妻子进来。"

小方单独坐下来，我清理了一下思路，说道："小方，时间不多了，我简单和你说一下，你的丈夫易军从心理年龄来说，可能还处在青春期。要帮助他，关键在于我们要以这样的视角看待他的行为，尤其在家庭关系中，尤其是和你之间。"

小方倒还很镇定，说道："只要他愿意改，我可以等。"

"那你就要带两个孩子了，一个是 3 岁的女儿，还有一个是青春期的大孩子，这可是很有挑战性的哦!"我把事情说到明处。

"那有什么办法呢，我还不想离婚。"小方很无奈。

"这样，小方，我建议下次你们再一起来，我们要具体谈谈你们之间的沟通交流。另外我建议女儿完全不见爸爸不好。既不人道，也不能让易军更多地承担父亲的责任，而且对女儿本身也不好。还是要让女儿回到家里，具体怎么安排，可以和易军的父母沟通一下。"

小方表示了同意，并约好下周再见的时间。

我在笔记本上记录下这一句：易军，被强压的青春期愤怒在成年后爆发，其造成的后果是巨大的。

接受挑战的妻子

今天易军和小方一起来到了咨询室。小方还是一身朴素的穿着，易军湛蓝色的夹克倒是很打眼。我让两人坐进来面向我，围成一个小圈。易军的位置更靠近小方一些，也许这点微妙的距离说明了我们关系的亲密度。

这倒不是最重要的事情，最重要的事情是两人目前的日常生活，尤其两个人之间的交流沟通，是我最关心的。

"最近你们生活怎样啊？"我提了一个开放性的问题。

"还好吧。"易军首先开口道。

"还好，你当然觉得好啦。"小方很不客气地回了一句。

两人的感受不在一个层面上，这是怎么回事？我很奇怪。

易军习惯性地摘下眼镜，揉了揉眼睛说道："康老师，夫妻之间有一些分歧是自然的。这两周我自己把该了结的债务了结了，能延期的也处理妥当了，我压力也减轻了不小，的确感觉还好。"

"那么，小方，你看来很有情绪，你感觉不好吗？"我转向小方。

小方埋怨道："康老师，最近他在家里，本来就没上班，现在正在考虑找工作，也没什么事。我觉得他应该更积极地去做些事情，可他像什么事也没发生一样，还很高兴地在家上网、玩手机。"

我还没说话，易军抢着说道："我现在不是正在找事情干吗？可又不是马上就有合适的工作做，我总不可能 24 小时都在找工作吧。"

我听了，回应小方："小方，是不是你太着急了？"

小方解释道："康老师，找工作这件事情，我没有催他，但其他的事情，他也不上心。"

"什么事情呢？"

"比如还有两周女儿就要过生日了。以前这些事都是我来做的，最近他闲在家里，我就说要不你来准备。"小方说着话又转向了易军："易军你说说你现在都准备了啥？"

易军低头擦眼镜，揉眼睛，没有说话。

我问道："易军，这是怎么回事啊？"

易军声音低微："我说了她又会生气，还是不说为好。"

看来两人之间沟通的确出了问题，处理这样的局面，需要心理治疗师有较好的控场能力。

我先对小方说："小方，我们先听一听易军的想法，再看怎么办，你看行吗？"

小方忍住情绪，接受了我的建议。

易军于是说道："我认为女儿的生日这事情不用那么着急，你看我不是什么都没弄，其实我都想好了，也最多提前两三天就准备好的事情，何必这么着急呢？"

听完易军的陈述，我转向小方："小方你有什么感受和想法，我们听一听。"

小方转向我，语气有些激动："康老师，我不是说事情本身，我是说他整个态度。什么都要等一等，看一看，做事很被动。我希望他更积极主动一点。可他总是有原因、有理由。我生气的是这一点。"

我听后大致搞清了状况，这事情，得单独和小方聊一聊。我组织了语言："易军，你看小方很着急，也很有情绪。我单独和她聊一聊，你出去坐一会儿，好吗？"

"好的。"易军像被解放的孩子，很高兴地出去了。

房间里只剩下我和小方，小方有点疑惑地看着我，不太理解我为何把易军单独放走了。

我略微停顿了一下，转过身很诚恳地对小方说道："小方，上次快结束时，我说过你要面对一个心理年龄在青春期的成人，你还记得吗？"

小方慢慢点头说道："嗯，康老师，我还记得。"

那就好，我更进一步问道："小方你也是从青春期过来的，你回忆一下，当时的心理状态是怎么样的？"

"我印象最深的是我希望我父母尊重我，按我的意愿行事，当然我也不是说随心所欲，做坏事什么的。"小方说到了重点。

"对的，青春期是人自我形成的最重要的时期，身体和心灵都在向成人迈进，思想独立，渴望被尊重、被接纳，更好的是被肯定和鼓励。"我耐心解释道："易军现在就是这样，他找工作也好，考虑女儿生日也好，都有自己的想法，他希望得到尊重和理解，我这么多次接触他，还是相信他是愿意去做的。"

"我也知道易军会去做的，可他不主动。看着我就着急。"小方情绪又上来了。

"是啊，小方，这就是为什么父母总是和青春期的孩子发生冲突和争执，如果我们总是像对儿童那样一味地要求甚至强迫的话，最终会爆发强烈的冲突，那样只会坏了事情而不会有好结果。"我再次耐心地劝慰小方。

小方抬起头，眼神里有些疑惑，望着我说道："康老师，你是说我要多鼓励、支持易军，让他按自己的想法做，这样他才会知道怎么做好事情，对吗？"

"是的，小方，这正是我要说的意思，我之所以单独和你说，是因为这是我们两个成年人的对话，和易军说没有用。你需要有耐心，给易军一些成长的时间和空间，你不是不愿意离婚吗？这也正是改善你们之间沟通和交流的机会。"我把此事强调得更有意义一些。

"好"，小方点头，"上次我说要接受挑战，看来还真没意识到难度挺大的，有什么问题，我可能还要请教你，康老师"。

"好的，你也真的不容易啊，有什么可以直接和我联系。"我表达了理解和支持。

小方站起来再次表达了感谢，然后才离开，留下我一人在咨询室里。

我坐下来，深深叹了口气，对易军的妻子小方来说，这是个重大的挑战。突然我意识到，我其实也在和一个具有青春期心理的成人打交道。易军到底会怎样，我也不清楚，我面临同样的挑战。

什么让我们成长

再次见到易军已经是一个半月以后了，中间本来有一次约定的时间，但因我有突发事情而没有见到他。

易军坐下来满脸疲惫，很劳累的样子。

"最近怎么样啊，易军，我看到你很疲惫啊。"我先开了头。

"是的，康老师，最近我已经盘下了一个店铺，准备做个网店。现在已经买了与工程相关的材料，也和以前的朋友搭上了关系。正忙着装修，预计月底开张，是比较辛苦。"易军回答道。

"这些事情，你妻子小方支持吗?"我听了很是高兴，看来易军的生活开始在走向正轨。

"嗯，她很支持，有几个朋友还是她出面去帮我请的。我犯了那么大的错，失去了别人的信任。幸亏她去帮我挽回了局面，不然要筹到资金都很困难。"易军说得很平静，但背后的心酸肯定少不了。

易军又说了些工作上的事情，并向我讨教了一些女儿教育方面的问题，我先仔细听了，又再一一作答。

等易军想说的告一段落，我停顿了一下，问了易军这样一个问题："易军，赌博的确是一件坏事，我不否认。但我们非要说点什么正面积极的东西的话，到现在，你觉得收获了什么呢？"

易军一下子愣住了，他顿了顿，接着我的话说道："非要说点正面积极的话，我想是我对小方和女儿变得更依赖了。"

"哦？"我听说了很惊讶，"变得更依赖了？易军你能不能具体讲一讲？"

"康老师，我自己都感到很奇怪，以前要我给女儿做饭，或者单独陪她，我会觉得很困难。我总说我很忙，有工作要做，其实我是在逃避。最近不知道为什么，可能是珍惜机会吧，我们只能在周末带女儿。我都会主动去陪女儿，给女儿做饭，也不难，我一会儿也就弄出来了。以前周末要送女儿上兴趣班，她妈妈小方很早就要起来做饭，然后我们才一起去。现在我先单独陪女儿去，小方在家慢慢把午饭做好了，我们再商量在哪里碰头，这样大家都轻松。"

"哦！"我感叹道："易军，看来你真的变化很大嘛。"

"是啊！"易军也叹息道，并习惯性地拿下眼镜，揉揉眼睛，但这次抹去的是落下的眼泪！

我很惊讶："易军，刚才所说的那点竟让你落泪了。"

"我最近才认识到以前都没好好和妻子、女儿一起生活过。想起来真是让我觉得内疚、惭愧。是的，就是这个情绪，真的很羞愧，对不起他们。"易军又摘下眼镜，拿纸巾擦掉滑下的泪珠。

"和妻子女儿一起生活？"我重复了这句话，看来很重要。

"嗯，以前女儿和我是很疏远的。她最不喜欢和我单独待在一起，更不用说我陪她去上课了。但现在不一样了，她很愿意和我在一起，我陪她，她也很高兴。她妈妈小方也感到轻松了好多。我们之间仍有争吵，但我们感觉明显比以前好，更亲密了。"

"易军，你说的依赖，是指对妻子和女儿有更多的感受，更深的感情吧！"我理解道。

"是的，就是这个。"易军点头道。

"这很重要，这对你戒赌也是至关重要的。"我强调道。

"是吗？"易军很诧异地看着我。

"是的，以前你只知道赌博不对，但还是无法戒除。什么能真正控制住你的欲望，不再复发呢？是你和妻子女儿的感情。你们之间感情越深，越能牢牢地焊住你，控制你的欲望，不去赌博。甚至最终彻底戒除赌瘾。"我用沉稳有力的语气说道。

"嗯，康老师，我其实也很迷茫。想到未来，我是不是会重犯，我也没有底。你这样说，我就更明白该怎样做了。"易军说完，突然感叹道："以前也犯了好几次这样的错，为什么就没有去改正过来呢？"

"以前啊，以前你父母一直把你当小孩，帮你还债，一味批评指责。不仅没有真正帮助你，还不断增加你的不满和愤怒，导致恶性循环。这次他们彻底不管了，却给了你成长的机会。"我说道。

"要是以前能这样多好，起码我女儿的生活，我说物质生活，不会受影响。"易军还是很惋惜。

"可你得到了最重要的东西，你懂得了什么是爱，也愿意付出爱。你现在有了妻子和女儿的深厚感情，你想想看，如果回到以前，你会明白这些吗？"我反问道。

"嗯，不会的，回到过去我可能就是一个会挣钱的男人，既做不好丈夫，也当不好爸爸。"易军点头承认道。

"钱是可以挣回来的，情感不花时间和精力去培养，错过了，永远都回不来了，尤其和女儿之间的感情更是这样。"我再次将谈话拉到积极正面的方向。

"好的，我知道了，那我们再约时间见吧！"易军释然地站起来。"康老师，我下个月也会很忙，到时候再联系。"

"好的，再联系。"我起身和易军挥手道别。

是啊，什么让我们成长呢？易军犯了好几次错，终于在这次最惨烈的情形下得到了成长。这只是一个个案，还是有普遍意义的现象，我得好好想想啊。

让我迷惑的爱情

"小任，你平时对家里承担了太多的经济责任，而且他们还不断地向你索求。有些是合理的，但有些就不太合理了。你要在成都安居也不是件容易的事情，要买房，要生活，这些都是不小的开销，你得为自己想一想。"小任恍然大悟道："康老师，我从未想过是我家里的事情影响了我和男友之间的感情，我还真的没有把这些事情联系起来想过呢。"

今天是为一所央企做 EAP（员工辅导项目）服务的日子。EAP 的个别辅导常常仅有一次，这给心理治疗师增加了难度。我没有太多的时间收集详细的资料，但又要能给到较为实质的帮助，这是一个不小的挑战。

比如今天就来了一位女孩，听口音是北方人。女孩个子不高，身材圆润，戴了一副圆眼镜，身穿浅蓝色大衣，紧身黑色牛仔裤，搭配棕色高帮皮鞋，显得可爱而得体。

女孩坐下后很客气地称呼我："康老师，你好。"

我回应道："你好，我看了名单，你是小任吧。"

"嗯，是的。"小任显得略微腼腆，脸有些微红，端正了坐姿。

"好的，那小任，你有什么事情需要我帮助的呢?"我主动进入主题。

"康老师，是这样的，我最近遇到感情问题了，很是困惑，想来请教一下康老师。"

"哦，能具体说说吗?"我身体略微前倾，表示关注。

"是这样的，我和男友已经交往四个月了。我们感情挺好的，他也很照顾我。最近他妈妈因为买房子的事来了趟成都，我们还见了面，我一下子就紧张起来了。"

这让我很好奇："小任你紧张什么?"

"我突然明白我男友让我见他妈妈是在提醒我要考虑结婚的事情，可我还从未想过这个事情。"小任的语气提高了一些。

"是吗? 那你现在是怎么想的呢?"我不敢展开太多，就指向当前的事情来问。

"我意识到这个问题后，回去想了好久，我发现如果要和男友结婚的话，他的收入是个问题。"小任皱起了眉头，咬着嘴唇。

"他收入很差吗?"

"也不是这样，他只是在一家公司做技术类的工作。目前看来也不会有较大提升空间。如果我们结婚共同生活的话，我想是否要再做点副业。因为我的工资也很固定，做点副业会让我觉得收入更多，更有安全感。"小任一边说一边哭了起来，眼泪像断线的珠子一般落下，但不影响她说话。

小任激动的情绪让我有些意外，这时出现的情绪肯定拨动了她的心弦。"小任，你看谈起这件事情，情绪就上来了，你能否告诉我你现在是什么感受呢？"

"哎，真是谁也帮不上我"，小任轻轻冒了一句，然后从小圆桌上抽了纸巾擦着眼泪，继续说道，"康老师，我感到很矛盾，也很内疚，然后是难受"。

小任无意冒出来的话"谁也帮不上我"让我内心轻轻一晃，似扔进湖中的石头，引起一片涟漪。但涟漪很轻，一会儿便消失无踪。

我想了想，先不管那阵涟漪，还是继续顺着小任的感受往下问："能具体说说你所说的矛盾、内疚、痛苦指的是什么吗？"

小任略微整理了一下，说道："康老师，这几天我想不清楚这个问题，我就有点想和男友分手算了。可我仔细回忆起我们这四个多月的交往，我们之间的感情挺好的。他对我也很照顾，也很关心我，我如果提出分手，他一定很难过。而且他又没做错什么事情，只是收入少了点，如果真要分手的话，我会觉得很对不起他，很内疚、也很矛盾。"说话时，小任的眼泪像两条小溪般从脸上奔流而下。

"这些想法和感受你没和男友说过？"我轻声问道。

"没有，我不敢告诉他。"

我想起了小任刚才无意中轻声感叹的话"谁也帮不上我"。我大致估计小任没有找任何人说过，于是我说道："小任，我猜在生活和工作中你是一个经常遇到困难，但有难处也是自己一个人去扛的人，是一个很负责的人。"

我这句话就像是导火线，一下子引燃了小任内心的熊熊烈火。故事有了新的叙述线路，具体是这样的：

小任自幼生长在农村，还有一个年长 3 岁的哥哥。父母为了创造更好的家庭生活，承包了小煤矿，但天不如人愿，因各种天灾人祸，他父母最终没有赚到什么钱，还欠了好几十万的债务。

小任的父亲后来独自去北京一家公司当保安，母亲留在家中帮哥哥带小孩。小任完成研究生学业后，来成都工作，但是从此家庭的经济重担逐渐落在了小任的身上。

比如小任要给年迈的双亲买社保，哥哥想在小县城另购房子也向小任要首付，甚至春节回家，父亲向小任提出想买车的意愿，让小任好是为难。

说到这些，小任的眼泪止不住地往下流，内心不知积蓄了多少委屈和难过。

我很疑惑地问道："小任，难道刚才你所讲的这些事情，你平时没想过？"

小任用纸巾擦了擦眼泪说道："我是有想过，但没有像今天康老师你这样清晰地梳理过。我也觉得很奇怪，我平时很节俭，也没有奢侈的开销，怎么一想到结婚就对钱有那么多的需求。"

"是啊！"我感叹道："小任，你平时对家里承担了太多的经济责任，而且他们还不断地向你索求。有些是合理的，但有些就不太合理了。你要在成都安居也不是件容易的事情，要买房，要生活，这些都是不小的开销，你得为自己想一想。"

小任恍然大悟道："康老师，我从未想过是我家里的事情影响了我和男友之间的感情，我还真的没有把这些事情联系起来想过呢。"

"是这样的，你和你的男友感情没有问题，而是你自己家让你负累了，你现在就要为自己考虑考虑，要不然这样下去，你的家庭会没完没了地来缠绕你的。"我最后总结道。

　　小任擦干了眼泪，终于露出了一个羞涩的笑容，满怀感激地向我说着谢谢。

　　起身送走小任后，我不禁感叹，我们的原生家庭对我们的生活竟有如此大的影响，它潜隐在所有事情背后，成为我们生命的背景，渗透在工作、婚恋、亲子关系中，让我们在考虑人生大事时都难以知晓其中的关系。虽然这是一个个案，可它这不正是我们文化心理的普遍现象吗？我陷入深深的思考。

原来是这样啊

她父亲不是一个容易相处的人，脾气特别火爆。本来从小就缺父爱的王霞和父亲相处时总是小心翼翼，特别担心父亲生气。而且作为长女，更要以身作则，不能像妹妹那样直接表达自己的不满……这又是一个成人化的儿童，面对儿童式的家长，自己不仅没得到应有的关注，还要承担起重大的家庭责任。这对于王霞来说早已是不堪重负，而她深陷泥潭不能自拔。

"原来是这样啊！"王霞弯下腰，捂着哭泣的脸，长长叹了口气，说出这样的一句话来。

这是第二次的咨询快结束时王霞的感慨。我知道，我想要传达的信息王霞终于收到了，我用了各种方式，终于让王霞明白为何陷入当下的困境之中。

王霞是位 25 岁左右的青年女性，因情感所困，由我一位来访者的女友推荐来这里咨询。

初次访谈，我印象最深的是最后结束时，王霞要求独自一人在咨询室里待一下。我表示了同意，但心里其实还是很不安的。在整个访谈期间王霞一直没有停止哭泣，一大包纸巾用掉了三分之一。我害怕那些喷涌出来的情绪淹没了王霞，以致做出什么极端的行为来。

"王霞，你没什么吧?"我起身时不安地问道。

"没什么，康医生，我只是不太习惯让别人看到我哭泣的样子。"

"那好"，我拿起笔记本，走到外面的大厅写下这次咨询的笔记。

过了好久，王霞才走出咨询室向我道再见，我悬着的心才落地。

王霞的情感问题，用她自己的话来说，就是不知原因地感到情绪低落，感到说不清楚的难受和痛苦。最近愈发严重，以致影响她的工作。

初见王霞，她圆圆的脸蛋，大眼睛，浓密的黑发扎着马尾，中等身高，整个身体被包裹在白色羽绒服里，一副干净可爱的模样。但王霞愁眉不展，语气低沉而伤感。仿佛有一种沉重的东西压在她身上，吞噬了这位年轻女孩该有的活力。

"王霞你好，你找康医生想得到什么帮助呢?"我以惯常的问题开始。

"康医生，我最近总感觉自己不好，工作做不好，心情也不稳定，有时会感到情绪很烦躁，以致影响工作，连累同事。"

接下来，王霞开始讲自己的故事，可是听起来没有头绪，一片混乱。

遇到这种情况，我一般会问来访者最近印象最深的事情，以便顺藤摸瓜，找到线索。

"王霞，你能否告诉我最近一次你感觉不好是什么时候呢？"

"就是昨天，我工作完回家，整个人都不好了。我什么都不想干，既不想吃饭，也不想与人说话。我就把自己关在房间里，开了一盏台灯，一个人待着，听耳机里的歌。如果没有耳机的话，我想我会立马崩溃掉。"王霞说话时眼泪就开始流出来，大颗的泪珠成串地流过脸颊，后来竟汇聚成河，情绪已经似决堤的洪水，一发不可收拾。

我稍微等王霞哭了一会儿，然后轻言细语地问道："王霞，看来有什么事情发生了，让你如此难过。"

王霞睁着红肿的双眼看着我，泪水仍然不间断地流出："康医生，我不知道发生了什么？"

"那这样，你如果是王霞眼中流出的眼泪的话，你会有什么感受，有什么想法？你为何这般汹涌地从王霞的眼中流出？"这是我常用的方法，当来访者无法表达自己内心状况的时候，用这样的转换的方法常常能发掘出很有用的东西。

"我是眼泪的话，我有什么感受？"王霞一下子还转不过来。

"是啊，你为何从王霞的眼中流出来，你有什么话要说？"我继续跟进。

"我不知道。"王霞有点懵。

"是的，王霞不知道，你是眼泪，你应该知道啊。"我再次向前推进。

王霞擦了一下眼泪，说道："我觉得委屈，我很难过，我就这样流出来了。我的确不知道发生了什么，我也只能这样了。"

"你觉得委屈是吧？"我想再次肯定王霞的表述。

"是的，康医生，我是眼泪的话，我会说这样的感受，我真的不知道发生了什么，可非要我说点什么，我实在说不出来啊。"王霞又补充道。

"嗯，这就是你内心的感受，王霞，我想在你生活中一定有让你感到委屈的事情发生了，可你又无法表述出来，让你很难受。"我的语气很坚定。

"让我感到委屈的事情……"王霞听了我的提示，仔细地回想起来。"哦！是的。前段时间我爸爸和我妹妹发生了冲突，我给我妹妹做工作，不要让爸爸生气，却被我妹妹数落了一顿。她说爸爸从小也没怎么爱她，凭什么要去向爸爸道歉，仿佛是我做错了什么。我真的感到委屈，感到很难过。"

这是一个切入点，每个人的背后都会涉及与其他人的联系，尤其和自己最重要的家人。

我请王霞详细讲讲，发生了什么事。这一下打开了话匣子，一个留守儿童的成长故事在我面前展开。

王霞与妹妹小时候，被父母留在农村老家，由爷爷和奶奶带大。中间有段时间在父母打工的城市读过书，但时间不长。

说到父亲，王霞感到特别无奈。她父亲不是一个容易相处的人，脾气特别火爆。本来从小就缺少父爱的王霞和父亲相处时总是小心翼翼，特别担心父亲生气。而且作为长女，更要以身作则，不能像妹妹那样直接表达自己的不满。

我详细询问了王霞父母之间的关系，得知她母亲是位很柔弱无力的女人，如果父亲发起脾气来，她总是无力应对。而且如果妹妹与父亲发生冲突，常常是王霞来做调节，母亲基本上解决不了这些问题。尤其最近妹妹和父亲发生的冲突很激烈。

事情是这样的。妹妹如今已经远嫁东北，而且生有一子。作为外公的父亲去东北看望外孙，结果与妹妹弄得很不愉快。气急败坏的父亲脾气上来，说走就走。妹妹也赌咒发誓不与父亲往来。这事急坏了在成都工作的王霞，让她焦头烂额。她不断协调着两边的关系，为之心神憔悴，这也影响了她的日常工作和生活，最吃力不讨好的是被妹妹喷了一身恶气，狼狈不堪，很是委屈。

我听了不禁叹息，这又是一个成人化的儿童，面对儿童式的家长，自己不仅没得到应有的关注，还要承担起重大的家庭责任。这对于王霞来说早已是不堪重负，而她深陷泥潭不能自拔。

第一次的访谈是收集资料的过程，也是我和王霞建立相互信任关系的过程。王霞在谈话中，情绪得到了梳理，也得到了宣泄。正如前文所述，王霞哭得稀里哗啦的，还让我担心了好一会儿。

我向王霞呈现了整个家庭的全貌，尤其强调了王霞为家庭承担了过多的责任，付出了太多的心血，这是让王霞情绪经常失控的最重要原因。

第二次见面是数周后，王霞再次走进了咨询室。当我直接问到最近几周的情况时，王霞表示还是很不好。

"王霞，那你能不能具体给我讲一讲怎么不好？"我使用具体化技术。

"嗯，昨天就很不好，我昨天下班很晚才回家，本打算把家务做一做，可我发现根本无法按计划行事，这让我很难受，最后我什么事也做不了，只能一个人坐在床头哭泣。我哭得很崩溃，以致用头去撞墙，这样会让我感到清醒一些。"王霞说着，眼泪又开始往下掉。

看来王霞的情绪一旦上来，还真会有极端的行为！我得赶紧再多问问王霞："那你情绪不好的时候都会去用头撞墙吗？"

"不是这样的，昨天我正好坐在床头靠着墙，才用头撞的，平时心情不好我只会掐手。"王霞抹着泪水说。

"哪只手啊，能让我看看吗？"我很关心。

"是这只手。"王霞用右手提起左手的衣袖，露出手腕，倒也看不出什么明显的伤痕，于是我放下心来。

"而且康医生，最近两周我还发现一个奇怪的现象。"王霞接着说了起来。

我还没来得及搞明白刚才王霞讲的事情，王霞又提出了另一件事情。

先听着，待会儿再回过来问。"什么奇怪的事情啊？"我跟随王霞的思路。

"我发现我害怕在人多的地方待。最先是赶公交车，我站在车站里特别难受。前几天过元旦节，我本想去街上逛逛，可一到人多的地方就很难受，后来我就赶紧离开了。"

这的确是件奇怪的事情，怕人多的场合，但不能做出社交焦虑这么简单的诊断，我想对王霞的内心有更个体化的理解。

于是按老套路，我问王霞："如果你是路人甲的话，我告诉你有这样一个女孩害怕人多，赶紧逃离了，你是什么感受？"

王霞迟疑了半天说道："我会很奇怪，她应该是很有活力的年龄，怎么变成这样子呢？"

"哦，王霞，看来你想恢复年轻活力，但目前是什么拽住了你，让你无法行动？"

"我也不清楚。"王霞抹着眼泪迷茫地看着我。

"对了，刚才你说你情绪崩溃时会撞墙还会掐自己，我想这里面有很重要的信息。"我回想起刚才所说的还没处理的情绪。

人的心灵表达会有各种不同的层面，可以在语言、肢体、行为动作、症状或者是幻想以及梦中进行表达，尤其在语言、情感表达受到阻碍时就会转换到其他更隐蔽的层面，比如王霞会掐自己的手腕，或者撞墙。转换对话的技术就非常适用于这样的情况。

我问道：“如果你是你的手，你会怎么说，你看王霞心情不好，就会来掐你，你有什么感受和想法？”

“我会感到很痛啊，还有就是凭什么让我来承受这些，这样不公平。”王霞流着泪，几乎是脱口而出，而不像之前对此还有一些迟疑。

我突然感到异常的震撼，这次的回答我听出来是心灵对命运的呐喊，是发自内心的愤怒！凭什么让我来承受这些，不就是王霞对人生的控诉，对命运的指责吗？

我把内心的感受和想到的话讲给王霞听，但接下来王霞的话让我有些惊讶。王霞并没有表达自己有多大的愤怒和不公，而是谈到了自己更多的责任。

“康医生，我家是农村的，那里有重男轻女的情况。但我生下来，包括我妹妹，我父母和爷爷奶奶都是很爱我们的。他们一直都觉得女儿是父母的贴心小棉袄，会比儿子更照顾父母。”

“嗯”，我很奇怪王霞的话转到这里来，“王霞你是想说什么？”

“康医生，我记得我上初二的时候，那次我妹妹不听话，跑到网吧里打游戏。我爸爸到处找也找不到她，然后哭着给我打电话。那是我第一次听到我爸爸哭。我很害怕，没想到平时那么凶悍火爆的人也会哭，我当时吓傻了。我没给你讲过吧！”王霞转头问我。

我点头说道：“没有，我头一次听你说。”

“我当时就发誓，以后绝不能让我爸爸哭，不能让他伤心。所以我做什么都小心翼翼，都要考虑我父亲的感受。以致我妹妹做的事情，我觉得她也不应该让我爸爸伤心，这是不对的。”

我明白，那是王霞儿时的一件重大事情，这件创伤性的事情，一直把王霞绑架到如今。

我听王霞说完，问道："王霞，你体贴父母。关心妹妹，这些都没问题。只是我想问一问，当你处于困境的时候，当你有情感诉求的时候，谁又来关心、照顾你呢？"

"康医生，你这个问题，把我问住了。"王霞仰头长叹。

"是啊，你想想，遇到这样的情况怎么办呢？"我再次问道。

"哎，原来是这样啊！"这就是文章开始时王霞所感叹的话。

王霞捂着脸哭了一会儿，慢慢抬起头，满是泪水的脸上竟然露出了一个浅浅的微笑，让我感到些许诧异。不过王霞的微笑是放松的，是一种情绪彻底释放后的绽放。

我稍微停了一下，问道："王霞你刚才的微笑是怎么回事？"

"康医生，我现在才明白我在干什么。很多事情是我无法改变的，我忘记了我自己，最后把自己搞到崩溃。"王霞解释道，又笑了笑，看起来像是大彻大悟了一般。

"对啊，王霞，你看你妹妹也是成年人了，你已经为家庭做了太多。如果再这样下去真的就毁掉了。"这句话我上次也说过，可没有这次有用，看来这次王霞才真正听进去了。

结束时，王霞也要求单独待一会，我没有反对，像上次一样拿起笔记本去大厅做这次的笔录，但已没有上次的担心。我打开笔记本，写下这句话：来访者怎么知晓和明白我们想要告诉他们的信息，这是一个值得心理治疗师深思的问题。

我想起来了

我脑子快速地转了转，决定从烦躁入手，于是说道："小覃，我们来做个假设，你是街上的路人甲，我现在告诉你，有个叫小覃的小伙子，看见你们就心烦、就生气，不想见到你们。你听了我讲此事，有什么感觉和想法呢？"

今天咨询室来了一位小伙子，穿着打扮非常的"有个性"。他瘦瘦的身材，烫了头发，右侧眉弓处打了两颗小钉，下嘴唇也打了一颗，耳朵上还有好几颗耳钉，看起来有些"非主流"。一开口说话又像变了一个人，语气很平稳，声调也不高，客客气气的，很有礼貌。

"康老师，我叫覃伟，是美术学院的学生，我有些问题想咨询你。"小伙子坐下来先开口说道。

"哦，是什么问题呀？你能具体讲一讲吗？"

"是这样的，我最近感到情绪失控，总爱发脾气，特别易怒。"小伙子眼神里满是无奈。

我想知道得更详尽一些，于是继续问道："小覃，你说最近有这样的情况，你昨天有吗？"

"昨天有啊。"小覃立马回应道。

"那你能讲讲昨天是怎么回事吗？"

"昨天我在家吃饭，起身时被桌角碰到了腿，好痛呀，然后我就很生气。"小覃描述了昨天发生的事情。

"怎么生气呀？"我没听明白。

"我很生气地踢了一下桌子。"小覃说道。

这就是生气啊？我有些诧异。"你有诸如气得掀桌子、摔椅子，或者其他更激烈的做法吗？"

"嗯，没有。"小覃用手揉揉鼻尖说道。

"那你这怎么能叫生气、发脾气呢？"我有些迷惑了，心想这么一点情绪也不算啥。

"还有，我现在不愿意出门，总想待在家里，一到人多的地方就感到烦躁不安，很有情绪。"小覃补充道。

"哦？你感到心烦，不想见人有多久了？"我一下有了新方向，追问道。

"嗯，回忆起来，应该有两年了，最近特别严重，影响我学习，所以我想来咨询。"

"影响学习了，你是不是学习压力很大呀？"我知道环境对人的影响是很大的。

"是的，最近在准备考研，我报考的学校是国外的一所美术学院，压力是很大。"

"小覃，你能给我讲讲这两所学校的差别吗？比如用小学、中学、大学来比喻，我不太清楚美术学院的情况。"

"像是专升本的感觉。"小覃想了想说道。

"哦，那压力还是蛮大的"，我点头说道，"最近还有什么事情吗？小覃你再想想看。"

小覃摸摸头说："我前段时间参加了一些商业画展，挣了些钱。可听朋友说起房贷呀、车贷呀，压力很大。我以前好像都没考虑过这些事，最近想起来的确压力很大。"

轮到我摸头了，"小覃，你说两年前就感到烦躁不安了，最近加重，我不否认考研呀、房贷呀，是增加了压力，可这与两年前就有的烦躁不安联系不上啊？"

"康老师，我想起我小学时发生的一件事也许有些关系。"小覃想到了什么。

"什么事情呀？"我好奇地问。

"我上小学时，被全班同学排挤过。那时我的班主任是信教的，他就让全班同学都跟他信。我开始没有觉察，后来我感到不对，不想参与他们，结果全班的同学都排挤我。"

"发生了什么冲突吗？"

"是啊，我和几位同学还打过架，上学时我总是随时警惕同学会不会欺负我。"

"哦，这样啊，这位老师还真的有些问题。"我皱起了眉头问道："后来呢？"

"我毕业后，希望上中学、大学不要再遇到这样的事，不过还好，以后的确没有再发生这种事，但我总觉得对我影响很大。"小覃总结道。

可事情谈到这里也没有什么眉目呀，尤其是和两年前出现的烦躁扯不上关系。我脑子快速地转了转，决定从烦躁入手，于是说道："小覃，我们来做个假设，你是街上的路人甲，我现在告诉你，有个叫小覃的小伙子，看见你们就心烦、就生气，不想见到你们。你听了我讲此事，有什么感觉和想法呢？"

"我是路人甲？"小覃用手指指着自己的胸口问，眼神有些诧异。

"嗯，是的。"我双手握拳，顶着下巴，点点头说道。

"我要找人问清楚他是谁。"小覃恨恨地说。

"为何要找他呢？他跟你一点关系都没有。"

"不管有没有关系，反正我要找他，凭什么对我烦？我又没招惹他。"小覃语气比较重。

"那你很愤怒、很生气？"我确认道。

"是的，我真的很生气，想报复他。"小覃点头道。

我感到有点眉目了。

"小覃"，我拍着桌子大声说，"快想想，两年前一定发生了什么事情，让你感到愤怒，但如今你都没有真正处理掉，你好好想一想！"我语气很肯定，而且有些急迫。

小覃一下愣住了，左顾右盼地想了想，抬起头说："我想起来了，是发生了一件事情。"小覃有些窘迫，不好意思地继续说道："康老师，两年前我和我女朋友分手了，是我主动提出分手的。"

"哦，当时发生了什么？"我追问道。

"说起我的女朋友，她其实什么都好，就是有一点我受不了。"小覃很惋惜地说道。

"什么受不了啊？"

"她最爱压制我，我们学院有很多系，我一说到什么专业，她就说某某很厉害，这让我很不舒服，我们反复为此争吵，我实在受不了她，才主动和她分了手。"

"分手以后呢?"小覃没有讲完，我得问到底。

"分手后我就把我女朋友所说的专业都选了，我要成为她所说的专业里最厉害的人。"

"我猜你肯定压力很大，而且在所有的专业里都要成为最厉害的人是多么困难的一件事呀!"我感慨道。

小覃也同样感慨道:"是啊，天外有天，人外有人啊。康老师，你不知道，我当时有多艰难。"

"小覃，这就是你情绪越来越烦躁，容易生气发脾气的原因。你对女朋友的愤怒没有真正解决，而变成了你努力学习的动力。这是好事，但事情越来越难，逐渐变成了压力。我甚至猜你去考研可能都与此有关，你想一想呢?"我做了最后的总结。

"嗯，康老师，我好像明白了，我回去好好再想一想。"小覃点点头。

小覃起身离开后，我感觉有些神奇，那些没有被处理的情绪，竟然可以转变成这样的动力，被长时间地掩盖起来，以致最后变形走样，当事人早已不知原初到底为何了。我想起皮尔斯的话:"扔掉你的想法，找到你的感受。"看来确实是这样的。

我被抛弃了

陈新在"主奴"游戏中对性本身没有强烈的诉求，真正引发他兴奋点的是"奴"表现出对"主"的顺从和屈服，陈新可以从中感受到非常强烈的快感。这一点我曾和陈新达成一致，陈新内心有强烈的控制欲望……这和他有一个控制欲极强的母亲和一个软弱退让的父亲有密切的关系。

引子

"陈新，你还记得上次我们谈话的内容吗?"我坐在沙发上询问已经两周未见的陈新。

陈新在我这里咨询已经有两年多的时间了。他是因为有强烈的同性间带有性施虐色彩的异常行为而来寻求帮助。施虐行为也不严重，更多是一种"主奴"的游戏。陈新总是扮演"主"的角色。

经过两年多的治疗，陈新有了长足的进步，中间虽有短暂的反复，但基本都限制在微博内容的浏览上，没有什么真实的行为。而且我们的探讨越来越深入，陈新对"主奴"游戏欲望也有了深刻的了解。

胖胖的身材，个头不高，穿着随意的陈新，圆眼镜背后有一双精明的眼睛。"嗯，康老师，我还记得的，上次我们谈到了我害怕一个人的时候，我会极力避免独处。"

"对的。"我很高兴，陈新记得上次的谈话内容，而且最近连续几次，陈新的反馈都很好，每次回到上次谈话的内容，都能有新回应。这说明我们的治疗有很好的进展。

写到这里，我慢慢回忆起触发这样进展的那次访谈过程。

症状复发

那天见到陈新，他很焦躁不安，我端水坐下来，陈新就先开口了:"康老师，最近我又复发了，欲望很强烈。"

"哦?"我心里被震了一下，但还是尽量以平和的语气问道:"是怎么回事啊? 说来听听。"

"是这样的，近两周我没事总会找有关同性施虐的信息浏览。

后来找到一个微博群，里面的人全都是喜好这些的，发了各种信息。我只要有空就会去看，连上厕所的时间都不放过。我妻子小何问我在厕所里干什么，好长时间都不出来，我只好说是最近便秘了，我好怕让她知道。"陈新一口气说了好多，语气很快，可见是很着急。

我听后沉默了一下，回想起来，陈新这样反复的情况也不止一次了。听他说来这次还不是最严重的，有几次，他还真的想去实施这样的行为。有一次是来的人临时取消了，还有一次是来的人到了现场又退却了。

我记得我们曾讨论过出现这样的欲望前发生过什么，而这样的欲望又是怎样一步步发展而来的。

陈新在"主奴"游戏中对性本身没有强烈的诉求，真正引发他兴奋点的是"奴"表现出对"主"的顺从和屈服，陈新可以从中感受到非常强烈的快感。

这一点我曾和陈新达成一致，陈新内心有强烈的控制欲望，我从陈新的成长经历中逐渐溯清了来源。这和他有一个控制欲极强的母亲和一个软弱退让的父亲有密切的关系。

陈新在青春期性发育后，再加上比较顽劣的个性，慢慢在同性之间发展出带有微施虐行为的性行为。我认为这是被压制的内在自我的反抗，或者说是一个出口，用来发泄积蓄的愤怒情绪，以施虐他人而不是自我攻击的方式保护自我免受负性情绪伤害。

还好陈新没有发展出真正的暴力行为。通常他和别人是相互协商的，所谓一个愿打，一个愿挨。还有所谓施虐也仅是一种游戏，扮演"奴"角色的人按"主"的要求去完成一些带有羞辱性的任务，比如舔脚、爬行等，而没有实质上的身体暴力。

前几次的讨论中，我们还发现了一个规律性的事情，比如当陈新在现实中受到压制时，这样的行为会有反复，欲望也会比较强烈，如果现实中比较顺利，这样的欲望就很少来侵扰陈新。

　　这一点我想陈新应该是了解的，于是我问道："陈新，是不是最近又发生什么事情，让你感到被压制了，甚至又失控了？"

　　"没有啊！"陈新马上就回答了，毫不犹豫，口气也很坚定。

　　"确定没有吗？你的工作人际，和你妻子小何，都没有吗？"

　　"嗯"，陈新停下来想了想，"确实没有啊！"

　　看来另有原因，是以前我没有探索到的，从哪里切入呢？对了，陈新说害怕妻子小何知道，他以前也说过害怕，我还没来得及问这些情绪，不如就借机问一问。

　　"陈新，你说害怕妻子小何知道，可否多谈谈你的害怕呢？"

　　"康老师，我的这件事情可是天大的隐私，不能让她知道。"陈新说起时还有些惶恐不安。

　　我感受到了他内心冒出的焦虑，"看来这件事情对你会有很大的影响，你到底是怎么考虑的？"有时候来访者所描述的细节能够更有力地揭示真相。

　　"这件事，我想了好久，想起就感觉恐怖。"陈新说话吞吞吐吐，看来还需要我再加把劲。

　　"究竟是怎么样的，能不能告诉我？"我小心谨慎地向前推，语气也很平稳柔和。

　　"如果小何知道了，她会告诉我父母，我父母肯定会来说我。如果我还改不了，她会和我离婚。别人肯定会问她离婚原因，她就会告诉别人。那这件事大家都知道了，好可怕。"陈新边说边吸冷气，连连摆手。

　　看来陈新早已想过许久，还有更重要的事他没说出来，这都和情绪有关，我要乘胜追击。

　　"大家都知道了会怎么样？"

　　"如果大家都知道了，肯定认为我是一个变态，会离开我，单位也不会要我，说不定我父母还会和我断绝关系。最后我没有家，没有父母，没有妻子，没有朋友，也没有了工作。"陈新一口气把自己所想的说了出来，边说边吐气，脸色很难看，仿佛背负着千钧重担。

我还不甘心，决定一竿子插到底："那到底对你意味着什么？没有了这一切的话，嗯，陈新？"

陈新抬起头，可怜巴巴地说道："康老师，我就成了孤家寡人了，孤独终老，还不如不活了。"

"孤独终老，孤独"，我重复了两次这个词，"陈新，你以前问过我，在我心中你是怎样的人，你还记得吗？"

"嗯，我记得，你说过，我是一个控制欲望很强的人。"陈新如实回答。

"我再加一点，陈新，我现在认为：你是一个被孤独感促发而控制欲很强的人。我以前还没有理解到这儿。"我用肯定的语气说道。

"是吗？我没有感觉到呢？康老师我这次听你说的这些，我有点联系不上了，或者说我觉得不太对。"陈新反馈道，时间已经到了。

"嗯，这是个新的我们要探讨的方向，下次我们再聊这个话题，很重要。"我强调这一点。

"好的。"陈新带着疑惑离开了咨询室。

孤独，人类永恒的心理主题，经过这么长的时间，我终于在今天与陈新的内核相撞了。托尔斯泰说幸福的家庭都一样，不幸的家庭各有各的不幸。没想到孤独也一样，孤独的人各有各的孤独。这是后话。

逃避孤独

接下来的咨询犹如一场猫捉老鼠的游戏。

陈新一周后按约到了咨询室。我问及上次咨询的内容，陈新仍然保持着上次咨询结束时将信将疑的态度。

"康老师，上次你说到我是被孤独所迫使的这种行为，我不太理解这两者之间的关系。虽然你说过这些行为背后有我不知道的潜隐原因，以前我们探讨的，我都还接受。但是上次你说的，我觉得你是不是感到很困难，所以要让我去接受一个新的观点？"

陈新说的还真直接啊，我想了想，说道："你的意思是我偷换概念，把一件事故意说成别的事情？"

"嗯，有点这个意思！"陈新倒也不否认。

陈新这样说让我踌躇了，强行这样硬推，肯定是没有效果的，反而会引起来访者反感，甚至破坏治疗关系和信任感。

我先不解释，存在主义治疗之父罗洛·梅说过，只有感受到了才能知晓。我要按情感这条线索摸下去："陈新，对你来说，要把两者联系起来，也许现在比较困难，我们先不说这个。我问一问你，你一个人都会怎么过啊？我以前很少和你说这样的话题。"

"一个人怎么过？我从没一个人待过。"陈新立马否认道。

"什么？"我以为我听错了。"不可能吧！我不相信，你休假一个人在家，或者你妻子小何有事回娘家，或者出差，你总有独处的时候啊？"

"小何要是回娘家或是出差，我就不会回家了。我都会去朋友家过夜，或者约朋友去网吧玩通宵游戏。每次我妻子要走我就感觉到心慌，特别是要走的前几天就心慌明显。她真正走了，我去找朋友，又没事了。"陈新开始陈述细节。

"能不能告诉我，是怎样的心慌呢？"我抓住了要点。

"仔细回想起来我还真的是害怕独处，害怕一个人。一旦有这样的情形发生，我立马就回避了，而且我也没有真正仔细想过，我心慌啥，为何那么心慌，看来我是害怕一个人待着。"陈新自己说服了自己。"那康老师，你是说我缺乏独处的能力吗？

我该怎么做呢?"

"嗯,从某种意义上可以这样理解。我建议你有空的时候,试着把手机关掉。不看电视或者杂志,也就是丢掉外来的一切刺激,在那么 15 分钟或半小时,自己待着。可以有支笔,记录一下当时的感受和想法,怎么样?可以尝试一下。"我最后提议道。

"好。"陈新走的时候,点头表示接受了我的提议。

大概两周多以后,陈新再次来到咨询室,我问起了我提的建议的执行状况。

"康老师,那件事情太困难了,我实在没办法去做。"陈新摸着后脑勺,很尴尬地说。

"哦,有那么难吗?"我反问道。

"是的,我觉得是个很大的挑战。"陈新有些不好意思地笑着。"而且,说实话,这两周好忙啊,我都把这件事彻底忘记了。"

"彻底忘了?"我有些意外,又仿佛在情理之中。

孤独常常作为一个潜隐的危险存在着,是每个人都面临的困境,存在困境。我们每个人有意无意会觉察到自己其实是一个完全孤独的实体。在某些时候,我们与世界的联系是缥缈脆弱的。一些人就如陈新一样会有一整套防御孤独困境的方式,哪怕一分钟也绝不让它来侵袭自己,更不要说主动投入孤独的怀抱了。

我觉得我们已触到底线了,有哲人说过:"既然都是要发生的,不妨看看最坏的情景是什么。"

我于是拿出手机放在茶几上,我定了十分钟的计时,然后对陈新说道:"如果你感到困难,那就这样,我们现在就在咨询室里坐十分钟。我们什么都不说,也不做,好好体会一下这十分钟是如何过的,行不行?"

陈新点头说道:"好吧。"

我于是按下手机的倒计时按钮,我们陷入沉默之中。

我寻找了一个比较舒服的姿势靠在沙发上，眼睛虚视着前方，按着正念内观的方法开始慢慢入静冥想。呼吸变成了缓慢的腹式呼吸，腹部有规律地上下起伏。我把注意力尽量投注到这些变化上去，让自己安静下来。

十分钟很快就过去了，这是我的体会，但对陈新来说却是一场煎熬。当倒计时停止时，陈新长长叹了口气，说道："好累啊，这十分钟过得怎么这么慢啊！"

我问道："陈新，能说说这十分钟你是怎么过的吗？"

陈新叹息着回答道："康老师，这真是场折磨。"说完又笑起来。"开始时，我脑子里先浮现出最近生活和工作的事情。后来发现这些事情都让我焦虑，又没法立马去做什么，也就不想了。然后我朝四周看我能做什么。我听见了你的呼吸声变慢，我还看了门上张贴的纸条，我仔细看了上面写的字：请保持安静。我还听见窗外有小孩的哭声。但我发现我什么都做不了，就像考试最后试题做完了，还不能交卷，又不想再检查，这种'磨皮擦痒'的感觉很难受。看你还没叫停，于是我就盯着地板的花纹看，然后我感觉眼前旋转起来，头开始发晕。还好，这时时间到了。"陈新说完大口地喝了杯水，仿佛经历了一场艰辛的旅程。

"陈新，我注意到你说像考试快结束但交不了卷，'磨皮擦痒'的感受。"我抓住了这个情绪。

"是啊，每次考试到那个时候，我最难受了，什么都做不了。"陈新感慨道，额头上冒出细细的汗水来。

"那就是孤独来袭了，哦，我这样说，太书面化了。就用你说的'磨皮擦痒'，这样来说更适合你，更好理解。你再总结一下你是怎么度过这十分钟的。"我修正了"孤独"的说法，这样能让陈新有更明确而清晰的感受。

"我先想事情，然后看四周，最后盯着地板花纹，头发晕。"陈新掰着指头又回溯了一遍。

"嗯，是这些，我可以这样说，看你能不能明白：当你'磨皮擦痒'的时候，你就拿生活工作的事来赶走这种感觉。但那些事情让你焦虑，你又不能立马行动。于是你就又看向四周有什么可以做的，也没有。最后盯住地板，自己开始发晕。我是说你所做的事情都是在赶走'磨皮擦痒'的状态，不让它来侵扰你。"我再次强调道。

"康老师，你怎么做的呢？我听见你呼吸声很沉重。"陈新把话题转到我这里。

"我刚才是做了一个呼吸冥想，就是有点像禅修入定的方法。"我回答道。

"那是在打坐嘛。"陈新立马懂了。

"是的，就是这个，其实如何度过这十分钟，我和你是一样的，我们都要面对孤独，也就是你所说的'磨皮擦痒'。我就拿冥想打坐来处理它，只是我预先知道，也有练习过。你并不知道，突然要你面对，你有很大困难。"我想把孤独这件事情说成普遍现象。

"可这和我的欲望有什么关系呢？"陈新反应好快，我正想接下来说这个。

"那也是你发展起来处理'磨皮擦痒'的一种方式啊！现在我们可以知道为什么你的欲望最近上来了，你仔细想想，跟这样的感受有没有关系啊？"我引导道。

"嗯，我上次确实认为康老师你有点偷换概念，现在说到这样的感受，我有些理解了。不过我还不完全赞同，只是不那么反对你说的这些。"陈新心有所悟地说道。

"好的，孤独感也就是你说的'磨皮擦痒'是很容易被忽略的，现实中有很多的事物很快就转移了这样的感觉，我们要慢慢花些时间来讨论它。"我最后总结道。

陈新走后，我感叹了好久，要怎么样启发来访者呢？好难啊。

记忆深处

现在回到本文开始的地方，陈新回答我，他记得"磨皮擦痒"时就会逃避独处。而且我再次指出他喜好同性间的"主奴"游戏和有关内容是他赶走这样状态的一种方式，是一种应对方式。

"怎么样，对此你有什么更多想说的吗？"我得多花时间在此驻留，才能激发个人更多的自我觉察和发现。

"嗯，康老师，我回去也好好想了想，我想起我最疯狂玩'主奴'游戏的时候，是我从大学毕业到单位工作期间。当时离开大学，也远离家乡，独自在成都工作，下班回到宿舍，只有一个人，那时候觉得自己快疯掉了。就不停在手机上找人，又或者整天从网上下载有关的视频，以致我以为自己是个同性恋。"陈新回忆起过往很感慨。

"看来那是一段很困难的时光啊！"我缓慢地回应道，语气凝重。

"嗯，后来谈了恋爱结婚以后，我这方面的欲望明显减少了很多，尤其做咨询后，好长一段时间都消失了，我还以为再也不会来侵扰我了。"陈新边说边搓着双手。

"但是，你和小何之间的关系还是有些问题的，我记得你以前在我这里抱怨过。"我转到人际关系的方面。

"确实，我们现在好多了，争吵基本上没有了，昨天发生了一件事情，不过我们今天已经和好了。"陈新不好意思地笑着说道，握在一起的两手分开了，变得轻松起来。

"嗯？什么事情啊？"我不放过任何细节，即使两人已经和好，但冲突最能反映人内心深处的东西。

"是这样的,昨晚我们开车一起去参加同学聚会,哎呀,我都忘记是什么事情了,但当时小何就不理我了。她故意一句话都不说,只自顾自地看手机。我当时很生气,就把车停在路边,下去抽支烟,边抽边想,再不理我我就选择离婚。现在想来真的很好笑。"陈新说到此朝我回头笑了笑。

"然后呢?"我保持倾听姿态,没做评价。"我被抛弃了,真的是这样的感觉,我觉得好痛苦,但小何还是没有一句回应,仍然玩她的手机。我真是气得不行,冒出离婚的念头。"陈新继续叙述事情的经过。

"你觉得被抛弃了?"我听了很惊讶。

"当时是这样觉得的,后来平息了一会,又想我为什么离婚,也太儿戏了吧,就上车继续开。小何这时开口问我,我故意不理她,但我知道她并不是我想的那样要抛弃我,后来我们慢慢又和好了。"陈新把昨天的事重述了一遍。

"嗯,陈新,我记得你以前也是这样,总是要去试探小何是不是在意你。比如你有次生气了,跑上床去装睡,其实在等小何过来安慰你,你特别在意小何回应你。"我在这点上多重复了几遍。

"是啊,小何总说我这点有点像个小孩子。"陈新回应道,"那天她应该是不想将就我吧,其实也没发生什么。"陈新说着,搓手的力度加大了,情绪在发酵。

"嗯,是啊,你平时总这样,弄久了小何也有情绪的嘛。"我提出这点。

"康老师,我想起一件事,不知道给你说过没有?"陈新突然问道。

"什么事啊?"

"就是我小时候偷钱的事。"

"我没听说过。"我仔细在脑中过了一遍,两年的治疗里,没有听到陈新说过这事。

"是我上小学五年级的时候,我调皮偷了家里 3000 多元钱。在当时这还是很大一笔钱,后来被父母发现了,我爸倒还好,没有怎么批评我,我妈是整整三个月没有跟我说一句话。"陈新说的时候脸上露出古怪的笑容。

"三个月没说话?"

"嗯,反正时间挺长的,我记得不止一个月,大概有三个月吧。"陈新想了想说道:"有一天我回家后,像往常一样和我妈说话,她瞪了我一眼,头转向别处,没有和我说话,接下来每天都这样,整整有三个月。三个月后的一天早上,她突然就开口跟我说话了。"

天啊,我心里感叹道,这是多么严厉的冷暴力啊,对于一个 11 岁小男孩来说,这样的对待会给他造成多么深远的影响啊!

"陈新,你还记得当时的感受吗?"

"先是失落,然后是失望,最后我就准备习惯这样子了。"陈新停止了搓手,挽起袖口,抬起头来。

"你没有像其他孩子那样抱着妈妈哭过,哀求过?"

"没有,我记忆里从来都没做过这样的事。我做了什么,我的父母亲戚只会说我错了,我哪里不对,从来不会像康老师你这样,站在我的立场上为我想一想,从来不会。"陈新语气里带着委屈和不满。

"看来,你直接向别人说出你的想法,要求回应,表达这样的诉求是很困难的啊。"我联想到这里。

"是啊,就像昨天。小何要是随便回应我一句,我都不会有那么大的情绪。不过还好,平时她还是会的。"陈新这时在我眼里像个孩子,显得好委屈,仿佛身体也跟着变小了。

"哎,陈新,难怪你会有被抛弃的感受,或是独处时特别难以忍耐。你无法真正确信你身边的人是否会回应你,会和你在一起，你的诉求或表达在成长中受到了很大的压制。你妈妈对你的方式确实太严酷了。"我边说边摇头。

不过，还好陈新没有像我想得那般沮丧，他接着笑道："我记得当时有位老师也姓康，他愿意听我说。还有位老师，当着大家的面把钥匙给我，叫我帮他把买的东西拿回家，这都是相信我嘛。想起来，我还是很感激他们的。"陈新说起了记忆深处的事情。

两年多的时间，封存已久的故事终于被我再听了一次，而且是在这样的情形下被回忆起来的，这是多么不容易的事啊。它早已紧紧拽住了陈新的内心，向别人，尤其亲近的人，直接说出"要关注我"是多么困难，多么艰辛。

"是啊，陈新，你遇到了那些好老师，帮你熬过了难关，但你却不会也不敢直接向人表达要求回应，总是试探别人，这跟你的成长经历紧密相关。现在我们已经长大了，成人了，我们要大胆向身边重要的人直接说出来。比如向你妻子小何说出来，这很重要。"我总结陈词，语气有些激动。

"好的！"陈新点头回应道："我会更多去说的。"

"嗯"，我也点头表示鼓励，"要去直接表达！"

陈新又约了两周后来，但我想我们已经一起度过了一段艰难时光，也许要到该说再见的时候了。陈新会认为我抛弃他吗？如何慢慢结束我们的治疗，也是我要慎重考虑的。

总有某一刻，你是孤独的存在
——我被抛弃了(续)

我问到我们的关系可以怎样比喻，他说得非常具体：开始是患者和医生；逐渐我变成了父亲，他是听话的儿子；到后来，我又成了他人生中的一位智者、引路人；慢慢地，他觉得我也没有那么高高在上了，因为我也有没有办法的时候，现在在他看来我是一个富有人情味的长者。

时间一晃而过，陈新在我这里接受心理治疗，算起来已经三年多了。

在此期间我一直在想这样的问题：为何我与陈新可以保持如此长的治疗，而且我能强烈体验到我们之间的紧密感？陈新和我之间形成的紧密感有时让我有点压力，但我还是只有等待。等待某一天，这种紧密感被我们理解，从而探究出隐藏在背后的真相。

经过漫长的治疗，三年多的时间里，陈新的进步明显，他内心的欲望逐渐减弱，人际关系的处理也越发成熟，自我把控的能力也变得更加强大。

虽然如此，但是他内心深处仍然有个声音在告诉他，他内在的欲望没有被根除，而且时时会跳出来。

我也不太明白，长时间的治疗里，按说我们的治疗关系还是稳定的。我也不断在把陈新的问题转向人际关系之中，而且逐步处理了其存在的人际沟通的问题。

比如与母亲矛盾的依恋关系，过度控制，想一切按自己意愿行事的内在愿望，如何向妻子直接表达渴望亲近的意愿，如何面对同事的欺负，而不是表面的顺从。

陈新也向我表达，他向我学习了很多，如我看待问题的角度，理解问题的高度，而且把我说的话用到日常工作与生活之中。

我问到我们的关系可以怎样比喻，他说得非常具体：开始是患者和医生；逐渐我变成了父亲，他是听话的儿子；到后来，我又成了他人生中的一位智者、引路人；慢慢地，他觉得我也没有那么高高在上了，因为我也有没有办法的时候，现在在他看来我是一个富有人情味的长者。

听到这些真实的反馈，我非常高兴。这正是奥托·兰克所说的治疗的三个阶段：权威的神，亲切的神，真正的人。

　　但是，为何陈新内心的欲望还是存在，没有根除？扎根如此深的意愿到底是什么呢？那意愿和我们之间如此紧密的张力又有怎样的联系呢？我一直无法理清这之间的关系，我等待着这一天。

　　这一天终于来了。

　　陈新和我谈起了他领导的一件事，这件事让他震惊不已。

　　陈新的领导一直都是他崇拜的偶像，为人处事成熟老到，将他所在的部门带到了一个较高的阶段，中间经历了种种艰辛的历程，这些都让初入社会的陈新佩服不已。

　　这次的事情是陈新参加了领导丈母娘的葬礼。在陈新心目中，亲人的离世总会让他想起分离的痛苦，一去不回的悲哀等，但这次彻底让陈新震惊了。陈新的领导丝毫没有这样的表现，既没有哭泣、伤心，也没有自怨自艾，有的是一种坦然接受的平静。

　　面对坦然平静的领导，陈新有些不知所措。领导甚至还开起了自己的玩笑：你们看，现在我是家里最老的人了，比我老的人都走了，我站到了最前面。

　　说起这些的时候，陈新瞪大了眼睛，语气里满是叹服："康老师，我感觉我的领导不是一个无情无义的人，他肯定用某种方式压抑了内心的悲伤，虽然他没表现出来，但我想他内心一定有伤痛的。"

　　看来这一点击中了陈新的要害，是陈新内心激荡的原因。要怎么探寻这一点呢？我想了想，问道："陈新，假设你是你的领导，你会告诉我原因吗？你为何如此坦然地面对你丈母娘去世这件事呢？"

　　陈新想了想说："康老师，这件事情我想过的，我要是我的领导，我不能哭，我现在是家庭的支柱，如果我倒下了，我的家人也垮了，我责任重大，任何负面的情绪都不能展示，因为没人支持我。"

"没人支持你，你这么孤立无援?"我摸着下巴上的胡须问道。

"是的，我在单位也是这样。我有一次请另一个部门吃饭，只有我一个人坐在那里陪他们喝酒，部门没有一个人来帮我分担，有什么办法，只能我一人承担。"陈新语气很重，投入角色很深。

"只有你一人承担!"我重重地重复了陈新这句话。

陈新无奈地看着我，双手交叉放在大腿上，默默地点点头。

"陈新，你知道你说的这句话是什么意思吗?"我反问道。

陈新想了想，圆圆的眼睛瞪着我，摇摇头说:"康老师，我不知道。"

"陈新，我来告诉你:这句话说的是，无论你得到多少支持，多少建议，但总有某些时刻，你必须独自面对这个世界，就如同你刚才所说的，只能你一个人承担。"我引用的是欧文·亚隆对人的存在所着重强调的观点:"总有某一刻，你是孤独的存在。"

陈新一直渴望着与人建立紧密的联系，害怕独处，害怕被抛弃，甚至发展出轻度受虐和施虐的倾向，包括和我极其密切的联系，都与此有关。他希望通过与人融合，与他人发展出亲密关系来缓解深刻的孤独感。领导所表现出的坦然和平静，正是让陈新震撼的要点。

陈新听了我的话想了想，回应道:"康老师，我好像还没有遇到过这样的情况啊。"

"是的。但凡遇到这样的情况你都有意无意地回避了。"我答道。

"嗯，康老师，你说的太重要了，我要好好回去想一想。"陈新点点头。

陈新离开了咨询室，我不禁感慨，我以前总想陈新没有得到真正的关心、支持、理解和接纳。在如此长时间的治疗里，我想的是不断给予这些来填补陈新缺失的情感，而实际上反而是他主导了我们之间的紧密关系。真是没有想到真相却与此相反，紧密的联系正是陈新借以逃避孤独的方式。要真正明白这一点是多么不容易啊！我也在这次咨询中得到了成长。

关键是陈新明白了吗？我还不知道。但无论如何这是一个猛击，我相信陈新一定会明白的。

心理治疗师
——度过人生困境的旅伴

从小吉本身而言……更重要的是需要一个陪伴在
身旁，让自己可以轻松一点，被理解、被支持的
人。而我正是去认真这样做了的人，只是不自知
吧。想来也真是好笑，我想传递的那些深刻的道
理和领悟并不真正重要，重要的是讨论和探索本
身，这个过程反映了治疗师真诚的陪伴，而正是
这种陪伴起到了治疗效果。

　　我一直都记得欧文·亚隆用人生旅伴来形容治疗关系。知道了，不见得真的明白。直到遇到小吉，我才有了深刻的理解，所谓的人生旅伴是怎样一回事。

　　小吉找到我时正在上大三，这个大小伙最大的问题是无法去上学。即使服用 3 颗左洛复，后来还加到 4 颗，仍然无法使他克服上学的恐惧。

　　两年的治疗中，我们共同经历了好多事，我也知道了小吉上大学前所经历的种种。

　　小吉是被一个控制欲特强、焦虑型人格的父亲把持的。父亲自幼对小吉有严格的要求，期待过高，但又过度保护，甚至包办代替。小吉也高度要求自己，在无法完成时，又退行依赖父亲。母亲不能阻断父亲的这种矛盾的做法，只能听之任之。

　　小吉和父亲纠缠不休的关系体现在他的学习、交友、考研等各个方面，当然也不可避免地牵涉到我。

　　我逐渐了解这些事情后，把小吉的父亲作为一名专制的家长来对待。我努力地在小吉身边竖起一道墙，使其避免父亲的控制。我不断努力，想促使小吉成长，成为一个可以捍卫自己权力的成人，而不是一个屈服又依赖父亲的孩子。

　　两年的治疗里，小吉慢慢在理清家庭关系，认识了解自己，克服上学恐惧，其间还经历了好多事：小吉谈恋爱，面临怎么处理和女友的关系；女友在小吉考研时与他分手，怎么消除失恋的痛苦，继续坚持考研；毕业时如何完成论文答辩等。

　　印象最深的是，小吉在最难受的时候会向我要求拥抱。感觉那时自己真的像一位父亲一样在安慰受伤的儿子。

　　但最让人吃惊的是在经过两年的治疗后，一次我问到我和小吉父亲在小吉心中的位置时，小吉居然说是父亲更重要。这让我很诧异。询问原因时，小吉说："康老师，你只能和我谈谈，而我父亲却可以帮我解决现实中很多的事情，当然他更重要。"

我当时还不太明白"现实中的事情"意味着什么。在好奇心的驱使下,小吉终于透露了惊天的秘密:他没有考过的课程,是其父亲走关系,让老师通过的。

这个隐瞒了两年的秘密让我有些措手不及。我努力想让小吉摆脱其父亲的控制,成长起来,独立完成学业,最终这个愿望却没有实现。

我还是鼓起勇气问了小吉这个问题:"小吉,你到康老师这里来,我到底帮了你什么?"

小吉很诚恳地说:"没有康老师,我绝对混不到大学毕业,更不用说考研了。"

我有些好笑,"小吉,你的意思是,我陪着你混到大学毕业,让你在这过程中不那么难受?"

"是啊",小吉继续说,"如果只是我爸无原则地帮我的话,我肯定读不下去的"。

我只得苦笑了,但我不死心,我还想收获些安慰。"小吉,那你总有什么收获吧?"

小吉皱着眉头摆摆手:"我以后再也不想让我爸来干涉我的生活。我之所以选择到外地读研,就是想天高皇帝远,他管不到我。"

这算是我要的安慰吧,这时我想起了欧文·亚隆谈论治疗关系时所说的人生旅伴。他强调,患者只是在这一段人生旅途中遭遇了困境,治疗师这时成了患者这段旅途最重要的陪伴者。当渡过困境之后,彼此又踏上各自的人生之旅。

是的,从小吉本身而言,摆脱父亲、独立成长其实并不重要。更重要的是需要一个陪伴在身旁,让自己可以轻松一点,被理解、被支持的人。

而我正是去认真这样做了的人,只是不自知吧。

想来也真是好笑,我想传递的那些深刻的道理和领悟并不真正重要，重要的是讨论和探索本身，这个过程表达了治疗师真诚的陪伴，而正是这种陪伴起到了治疗效果。

　　治疗师与患者是人生旅伴的关系，这很值得治疗师好好品味。

下篇　经验笔记

心理治疗到底在做什么?

心理治疗的核心是在做关系,而且心理治疗本身也是在解决关系问题(有理论认为,所有心理问题都是人际关系的问题)。这个答案是给治疗师的,不是给患者的。只有信任、接纳、真诚的治疗关系才能产生疗效,这一点毋庸置疑。所以治疗一直都是在此基础上开展的,从铺垫酝酿,到认识了解,最后领悟并转变,都离不开好的治疗关系。

这是一个问题，并且是一个不好回答的问题。我在讲课或督导的时候，有时会问起学员这个问题，答案五花八门，甚至让人啼笑皆非。我在治疗室做治疗时，也会问患者这个问题，当然答案也是模糊不清，不得要领。

我曾经向从业者和患者都进行了发问，从这个问题出发，我想聊聊心理治疗的核心。

关于这个问题，我要从我在治疗室，尤其是在初诊访谈时的想法说起。当然并不是对每个患者我都会问这个问题，但我为何要问患者这么专业的问题呢？

因为我有以下发现：

有部分患者是急切地想在我这里找到解决问题或消除症状的方法。有位青年女性一进治疗室就问我："康医生，你会做催眠吗？"我感到很奇怪，说："我会啊，你要我做催眠干什么？"她高兴地说："太好了，你会催眠的话，你就让我进入催眠状态，让我把以前痛苦的事都忘掉，我就好啦。"这当然是不可能的，但我可以从她的话语中感觉强烈的痛苦以及想依附于人的意愿。对这类患者，我接下来就会问"你知道心理治疗是如何起效的吗"或者"你知道心理治疗师是如何治疗患者的吗"之类的问题。

还有部分患者会来向你讲述自己遇到的困难和问题。他也没有急切要求你解决他的困难和问题，但他会一直讲，一直讲。如果这样下去的话，所有时间都会被他没完没了的讲述给耗完了。而且无论你朝哪个方向引领，他都会重新绕回自己的模式中，无法停止。这类患者有很强烈的表达意愿，内心隐藏着想被关心被接纳的诉求。一般遇到这种情况，我会在治疗的中途就问这个问题。

另外还有部分患者显得比较被动，他不是不说，而是你问什么他都只会简单地回答。然后，你又问，他又答。整个治疗过程中一直是这样。仿佛不是他要治疗，而是你想治疗。这类患者对治疗不了解，他们的被动揭示出想与人接近却无法与人靠近的困难。对这类患者，我会在最后花一刻钟左右好好问一下这个问题。所谓好好问一下的意思，就是还要探讨探讨。探讨什么呢？我下面会讲。

还有其他情况，这里就不多说了。具体听到的答案千奇百怪。比如说，有的患者直接说不知道；有的希望治疗师回答他的问题，告诉他方法；有的专业点，说自己认知有问题，想请治疗师帮助他修正。

这些答案肯定不对或不完整，需要我来补充和讲解。我首先会问患者知不知道"潜意识"这个概念。可想而知，普通人对此并不熟悉。患者一般都会一脸茫然地看着我，听我缓缓道来。听完我的简述，有些人表示懂了，有些人还是茫然。对于后者，我就会讲糖与甜的故事，要么就讲梦的故事。

梦和潜意识相关，正所谓："日有所思，夜有所梦。"而糖与甜的故事和体验有关。我是这样对患者讲的：糖是甜的。我们假设从小给一个人说糖是甜的，但从不给他吃糖。等他十八岁的时候问他糖是什么味道，他肯定会说糖是甜的，但他真的知道吗？每次我问患者时，患者都会说，他不知道。是啊，只有体验了才能知晓嘛，心理治疗也一样啊。

绕来绕去，"故弄玄虚"讲了半天，在干什么呢？简单说，我在树立权威的形象。这些专业概念，这些梦的故事，这些糖与甜的故事，无非帮助患者明白坐在你面前的是个专业的权威，值得信任，值得依托，更值得花时间等待治疗。关于上面所说的显得比较被动的患者，我探讨的是什么呢？不是其他，就是探讨我自己。我会直接问患者对我有什么感觉，是什么印象，甚至直接问对我有没有信心。

不知道大家是否明白心理治疗到底在做什么？心理治疗的核

心是在做关系，而且心理治疗本身也是在解决关系问题（有理论认为，所有心理问题都是人际关系的问题）。这个答案是给治疗师的，不是给患者的。只有信任、接纳、真诚的治疗关系才能产生疗效，这一点毋庸置疑。所以治疗一直都是在此基础上开展的，从铺垫酝酿，到认识了解，最后领悟并转变，都离不开好的治疗关系。

还有一点，我想说的是选择提问的时间。从开始到最后，我选择不同时间问也是有讲究的。这也和树立权威本身有关，越难的越要稳重，甚至要直接谈论这个问题。同样我也回答了不是所有人我都要问的原因。因为有些患者直接就将我视为权威了，我就不需要再做这件事情。

最后用奥托·兰克的话来结束：治疗就是患者经历把治疗师当作权威的神、亲切的神和真正的人三个阶段的过程。心理治疗师就是去处理这三段关系的人。

家庭动力学
——心理治疗师的必修课

家庭动力学是以家庭为系统来阐明家庭成员之间的关系是如何对个体的问题或疾病产生影响的，而中国的家文化正是指明了家庭成员在关系中为人的方式，两者之间有极为紧密的联系。从家庭动力学的视角来看，心理治疗师对来访者的问题或疾病的理解和认识会更有深度和广度，并能提供更为有效的治疗切入点。

我从事心理治疗相关工作已有十余年时间。接受培训、读书学习、临床实践、讨论分析、教学督导等，各个方面的事情都有涉猎。这么多年下来，我有一个很深刻的体会：无论哪个流派的心理治疗师，如果对家庭动力学不了解，那他的治疗就是有缺陷的。我觉得可以从三个方面来说明家庭动力学的重要性。

第一，心理治疗是与人打交道的工作，因此需要我们清楚地知道人的情感表达模式、行为模式以及思维认知模式。以上内容被总称为人格。人格的概念是这样被定义的：人格是由遗传和环境交互作用所形成的稳定心理结构。这表明环境，尤其文化心理环境是塑造人格的重要因素之一。

每个人都诞生和成长在一个家庭中，因此家庭对个人人格的形成有重大影响。但是，中国人的家庭和西方人的家庭是完全不同的概念。可以说，中国人终其一生都在和家打交道，从来没有离开家。在传统的中国社会中，中国人的人格形成是以家为基础的。这些文化心理环境塑造了有独特人格的中国人。

因此，作为一名心理治疗师，要了解来访者的人格特征，就必须学习和了解家庭动力学，否则就无法对人进行准确理解和把握。

第二，对来访者的问题或疾病，家庭动力学为心理治疗师提供了更有深度和广度的理解和认识。家庭动力学是20世纪50年代德国人鲍恩提出的心理学理论。其主要内容涵盖了六个方面：自我分化，三角关系，情感表达，情感隔离，代际传递和社会化。其理论的重点在于以家庭为系统，来阐明家庭内部成员之间的关系如何导致个体出现问题或疾病。

众所周知，中国传统文化心理的遗传基因是"忠孝"二字。这注定了中西方完全不同的文化心理背景，也是中国人之所以成为中国人的重要原因。

在我看来，"孝"这个字很有意思，上面是一个老字，下面是一个子字。从字面上讲是子辈把父辈顶起来，或者说父辈把子辈罩着。所以我认为"孝"字表明一种关系：子辈要供养、顺从父辈，父辈要照顾、关心子辈。因此"孝"表明了关系的意义，也指明了在关系中为人的方式。

家庭动力学是以家庭为系统来阐明家庭成员之间的关系是如何对个体问题或疾病产生影响的，而中国的家文化正是指明了家庭成员在关系中为人的方式，两者之间有极为紧密的联系。从家庭动力学的视角来看，心理治疗师对来访者的问题或疾病的理解和认识会更有深度和广度，并能提供更为有效的治疗切入点。

第三，当前社会的快速变化正在破坏传统家庭架构，以传统家族或大家庭为基础的家庭结构正在崩塌，取而代之的是核心小家庭结构。这种转变对中国人的文化心理环境造成极大的冲击，甚至可以说是当前中国人出现各种心理问题或疾病的重大原因。

家庭动力学在代际传递上的论述，有助于心理治疗师以时间为轴线来了解家庭关系的变迁，对当前时代个体出现心理问题或疾病的原因有深刻的认识。家庭动力学可以帮助心理治疗师由微观个体思考到更宏观的集体和社会，体认到心理治疗的边界，使治疗师以更平和与稳定的心态去做治疗。

总而言之，家庭动力学是一门很基础的心理学课程，是心理治疗师从业的必修课。尤其在以"家文化"为文化心理基础的中国，心理治疗师不能不懂家庭动力学。但事实是众多的心理治疗师在学习和培训的过程中，从未了解或想到家庭动力学的重要性。

在此，我向有意愿了解或从事心理治疗的人提出建议，掌握家庭动力学，甚至学习家庭治疗，很有必要。

《步履不停》
——家庭动力关系分析范例

这是一个典型的三代直系家庭，恭平和敏子夫妇作为长辈处在家庭的最顶层，接下来是良多和妻子由香里、姐姐千奈美和丈夫，最底层是来自这两个小家庭的三个小孩……最顶层的恭平和敏子之间的关系是疏离并伴有冲突。最后恭平和敏子送走良多一家后，两人相伴回家时的距离竟然隔了一条街，可见两人之间平时多么疏远。

最近连续看了日本著名导演是枝裕和的三部家庭电影：《如父如子》《海街日记》和《步履不停》。三部电影均获得很高的评价，我作为一名专业的心理工作者，想从家庭动力关系角度谈谈对《步履不停》的理解，从一个新的角度展示我对电影本身的理解，以及导演可能要表达的深意。

《步履不停》讲述了位于偏远小镇的横山一家在一个特殊日子里所发生的故事。父亲恭平是已退休的医生，却仍然牵挂小镇诊所内的事务。母亲敏子是个典型的家庭主妇，忙前忙后照顾整个家庭。长子纯平继承了父亲的事业，却在 15 年前为救落水儿童而溺水身亡。次子良多与父亲意见相左，执意前往异地当起了绘画修复师，多年的打拼换来的却是失业，困顿的良多与带着孩子的由香里结婚，相互扶持，继续生活。姐姐千奈美已嫁人成家，生了一儿一女，过着幸福慵懒的日子。这一天纯平的忌日到了，良多和姐姐带着家人分别赶回家中，冷清的横山家热闹起来。

导演通过这一天里所发生的故事展现了家庭成员之间的关系状况。从家庭关系动力学来讲，这部电影是一个理解家庭内部关系结构的范例，很有意思，我试着来分析探讨一下。

这是一个典型的三代直系家庭，恭平和敏子夫妇作为长辈处在家庭的最顶层，接下来是良多和妻子由香里、姐姐千奈美和丈夫，最底层是来自这两个小家庭的三个小孩。

接下来我尝试画一下这个家庭的家庭关系图。最顶层的恭平和敏子之间的关系是疏离并伴有冲突。最后恭平和敏子送走良多一家后，两人相伴回家时的距离竟然隔了一条街，可见两人之间平时多么疏远。其实纯平忌日这一天是全家相聚的日子，其余时间只有老两口在家，这样的关系相处在一起是多么痛苦难受。

恭平一直醉心医疗工作，即使退休仍不放弃，毫无优雅气质而只懂家务。他其实用工作来逃避这段糟糕的夫妻关系。而敏子对高高在上、不低头视人的老头子也很嫌弃，只是采取了一种表面顺从、暗地对抗的方式应对。两人的行为模式很有意思，恭平是大家长，说话直接，具有攻击性。比如晚餐时直指敏子给孙子小敦说："她一点优雅的气质也没有，我带她去看音乐剧，她竟然睡着了。"一点不给妻子面子。而敏子的攻击则是隐蔽的。她拿出一张唱片，说自己一个人时会听歌，这让大家很惊讶。良多接下母亲敏子给他的唱片在老旧的唱片机上放起来，是首很陌生的爱情歌。敏子解释说这是 20 世纪 70 年代的一位歌手唱的歌。接下来恭平泡澡时，问起唱片的来历。原来敏子早知道恭平和邻居女人有婚外情，一次在门外听到他们在一起听这首歌，并没打扰他们，而是买来唱片放着。她选择在儿孙面前当众羞辱恭平，当然这根扎痛恭平的针也只有恭平自己知道了。

不过两人对溺水身亡 15 年的长子纯平都不能释怀。可怜的被救者已经从儿童长为成人，可每年忌日他们都要邀请他来。这其实是对被救者的一个极为残酷的折磨。有句老话讲大恩如仇，良多都看出他很可怜。恭平一副不待见的神情，认为自己优秀的儿子不应去救这样的"垃圾"，敏子同样对被救者深怀恨意，她这样做就是有意而为的。

纯平去世了，但他没有真正离开。在恭平和敏子之间可以看出纯平是两人关系的调节剂。对恭平来讲，长子纯平继承了自己的职业，是自己理想的传承者。对敏子来说，纯平是个孝顺听话的孩子，是自己情感的依托者。恭平对孙子小敦说，最好的理想是当医生，而敏子则故意口误把偷玉米后发生的趣事放在纯平身上（其实是良多说的）。这些细节表明纯平存在的重要性，可是纯平死了，这个家庭的润滑剂没有了。但我觉得纯平很可怜，背负着家庭的重大负担前行，说是救人溺水发生意外，也不排除有潜意识的自毁自杀倾向。

其实我已画了第二代纯平与父母的关系，从良多与父母的行为表现中可见纯平的存在对良多是个重大压力。良多对哥哥的感情里既有羡慕又有嫉妒，表现在与父亲的关系中，表面是反抗敌对的，内心又深深渴望父亲的肯定和认同；而表现在与母亲的关系中则是对母亲带有控制欲的爱的厌烦，而又总想以某种方式回报母亲。电影同样以细节展示了这样的情形，比如良多和父亲说话总是很冲，还直接打断父亲与继子小敦的对话。当母亲给妻子和继子念自己幼年时期想当像父亲一样的医生的作文时，他恼羞成怒，当场把作文撕了，可背后又独自悄悄把撕碎的作文补好。对母亲，良多不断给妻子说不要回来，每年一次就好，甚至也不愿主动给母亲打电话，可私下却摸出一叠钱孝敬母亲，只有他愿意陪母亲去哥哥坟前拜祭。

良多的矛盾情感是渴望一种真诚的爱的表现，而姐姐千奈美则完全游离在家庭之外，和父母与弟弟是一种松散的联系。电影一开始呈现的是母女一起准备午饭的情景。千奈美说话时用一种撒娇式的小女生语调，乍一听挺温柔，再听觉得很幼稚。千奈美既没有母亲的干练，也没有女人的成熟。她和父亲也不亲密，在千奈美眼中父亲是母亲的宠儿。所以千奈美在家庭里是被忽视的，倒也好，在这样重视儿子的家庭，这种忽视其实是一种自由。千奈美找了个过日子很简单的男人生活，彼此要求不高，倒也匹配合适。但谁不渴望父母的爱呢？当千奈美希望父亲把诊室拆掉自己可以搬回家来时，敏子说"我可不想当你们的佣人"直接拒绝了。

最后再看看由香里这个儿媳和整个家庭的关系。由香里是被良多的父母嫌弃的，虽然她极力想融入这个大家庭，但两个大家长并不接纳。恭平首先看不起其以前是模特的身份，而敏子则对其守寡不到三年（千奈美纠正是四年）就嫁人极为不悦。由香里也看出了端倪，尤其在敏子只给良多准备睡衣，却没有想起给自己的儿子、敏子的孙子小敦准备睡衣时，她向良多发了脾气，良多也很尴尬。

以上是我对《步履不停》做的家庭动力关系分析。我不知道导演有没有做这个功课，在剧本编写前先预设了这样的家庭关系动力，也许我想多了。但无论怎样都要佩服导演驾驭人物的功力，这么多的生活细节，毫不杂乱地、细水长流般地向观众娓娓道来，感情真实但又不凶猛激烈，这是个功夫活，不容易做好。

导演白描般地记录了真实的生活，但从家庭关系动力学的角度来看，这样的家庭是不健康的。夫妻关系作为家庭的核心关系，恭平和敏子之间疏离又冲突，造成子女对家庭的矛盾情感或个人问题，纯平的死、良多的反抗、千奈美的幼稚与此皆有重大关系。

心理治疗的疗效评估以及对内在和外在资源评估的思考

有些刚接触心理治疗的治疗师很喜欢和儿童开展工作，家长把孩子交给治疗师，在治疗师的眼里，孩子就是全部。但我要说的是，孩子，尤其是幼儿和青春期前期的少年，其自我反思能力是有限的。如果不把家长纳入治疗框架，治疗很难有良好的效果。

　　心理治疗不是仙丹神药万金油，什么问题都可以解决。如果治疗之前没做好评估工作，盲目地开始一段治疗，很可能投入大量的时间和精力，收获的却是挫败感而不是成就感。我想这是每位治疗师都不愿意看到的吧。

　　从事这个职业多年，每次治疗前，总记起心理治疗的疗效评估最重要的三点：

　　第一是患者的治疗动机。动机很重要，如果是被动来治疗室，而不是主动要求改变，心理治疗的疗效是很差的。比如我曾经大量接触过酒精依赖、海洛因依赖的患者，甚至网络成瘾的患者。这些患者如果没有发自内心想强烈改变的动机，心理治疗的效果是很有限的。在我的从业经验中，这样的患者为数不少，治疗效果的确不怎么好。

　　这里我还想说一点重要的经验——"伪动机"。有时候，我们的来访者表现出强烈的意愿来见治疗师，表达自己想成长、独立等符合心理治疗的动机，但是这些事情背后隐藏着其他的目的。

　　比如我曾遇到一位身患抑郁症的男同性恋者。在治疗初始，他很积极主动地来寻求治疗，我也很投入地为他尽力寻找有效的资源，但慢慢他的意愿越来越差，甚至停止了治疗。我和患者的母亲保持了联系，后来从母亲的口中得知患者在得到父母对其是同性恋本身不再反感之后，就不再想来治疗了。从我的角度来看，患者存在诸多问题，以自我为中心、行为幼稚，对父母，尤其对母亲过分依赖，处理不好亲密关系，即使有一位同性恋人，也因他的过分要求，最终结束了这段恋情。患者仅是想从我这里获得父母的允许，不仅是不再指责同性恋，还允许自己退行为孩子的角色，不去承担成人的责任和义务。当他一旦获得这样的允许之后，因抑郁症获益，其成长的动机就停止了，治疗的意愿立刻丧失掉。这样的案例不少。"伪动机"是个陷阱，治疗师如果不认真识别的话，就很容易掉进这个坑里。当时若没有这位母亲的反馈，我还真的是百思不得其解。

第二是患者的反思能力。如果一个人缺乏自省，不去反思自己应在事件中负有什么责任，心理治疗也对他无效。

这是精神分析最受诟病的一点。如果不断地探讨童年或幼年时期的创伤，是否会让患者发现责任其父母，而自己对此没有责任，也无须承担改变的义务。这是个问题，当然这说到的是理论取向，而我重点是说个人。

当个体承认自己对发生的事件负有不可推卸的责任时，其内心就指向了自己。比如丈夫为何会有外遇，比如儿子为何总是对自己冷漠，如果在这些问题中能坦然承认自己也有责任，在夫妻或者亲子问题上自己也存在不足，心理治疗就会走向更积极有效的方向，反之亦然。

促发个体去反思自己不是件容易的事，每个人都有一套否认问题缘于自己的内在防御机制。我有位学生分享了他让一位父亲反思过分要求女儿时所采取的策略：在开始时他试图说明，父亲在要求女儿做她根本无法完成的事情，导致女儿痛苦和压抑。但父亲以女儿毅力不够、太懒惰为由，不接受治疗师的看法。治疗师灵机一动，拿起一本书，对父亲问道："你现在告诉我，书背面写的是什么？"父亲一脸迷茫地说："我根本看不见后面的字，我怎么知道后面写的是什么？"治疗师不依不饶，一定要求父亲说出书背后写的是什么，最后父亲愤怒了，认为治疗师在戏弄自己，强迫自己做一件根本做不到的事。治疗师借着父亲的情绪指出女儿面对父亲时也正是这样的。这一点促发了父亲的反思，深深地认识到自己平时的想法存在误区。

不断促发患者的反思，也要不断评估患者的反思。有些刚接触心理治疗的治疗师很喜欢和儿童开展工作，家长把孩子交给治疗师，在治疗师的眼里，孩子就是全部。但我要说的是，孩子，尤其是幼儿和青春期前期的少年，其自我反思能力是有限的。如果不把家长纳入治疗框架，治疗很难有良好的效果，或者治疗师本身就低估了治疗的难度。

第三是人格的发展。人格的偏移度越高，治疗的难度就越大。通常来说，反社会人格、分裂性人格、表演性人格，其治疗的难度是很大的。即使是业内讨论很多的边缘性人格障碍，其实治疗也是极为困难的。比如常见的依赖性人格。依赖性人格更多是想借助外界某种强大的力量，而免去自己的责任。依赖的程度越高，自我分化就越低，面对心理治疗的内在焦虑就越大，阻抗也越大。

我们通常更容易发现的是强迫性和依赖性的人格特质，给治疗师带来更多挑战的往往是依赖性人格的患者，他寻求的是对治疗师的依赖，而不是最终的自我成长，当他发现治疗师不可依赖或治疗师拒绝成为依赖时，很容易就脱落了。

依赖性人格的人常常会使用各种方式来让治疗师深陷其中而不自知，当然也可以说是某种现实模式在治疗师身上的重复。

我曾遇到一位姓常的年轻女性，她和母亲的关系极其紧密。虽然小常已经在某单位工作，但一遇到困难就会不断向母亲发信息，每天有上百条之多，让母亲难以忍受。而且小常对异性有莫名的恐惧，总是担心被异性侵犯，无论是对家人还是陌生男性都十分恐惧。在前期的治疗中，小常把对母亲的依赖转移到我身上，甚至也会给我发大量的信息以寻求帮助。当我不断回应她的要求时，有一天她在咨询中突然告诉我：我在开始时的回应让她感到很有作用，可是越到后面，就觉得越无效了，让她感到更加无助和焦虑。她发信息的目的不再是寻求帮助，而是看我是否对她还有反应。最终我感到无比疲惫，也无法真正让小常摆脱惯常的行为模式，无法改变她原有的人格特质。

以上三点是心理治疗师在工作中要注意的，另外我还要补充的是我们不仅要评估治疗动机、反思能力以及人格的偏移，还要评估来访者的资源，包括内在自身资源和外部支持系统。

外部支持系统是不能忽略的，这是影响心理疗效的重要因素。我记得多年前曾和一位来自香港中文大学的心理治疗教授交流，他对心理效应进行分析时，谈到四个重要因素：安慰剂效应、治疗流派取向、治疗关系和环境因素。其中心理效应的比例是：安慰剂效应占 15%，治疗流派取向占 15%，治疗关系占 30%，剩下 40% 则是环境因素。

当然很多外部环境因素是无法改变的，比如家庭背景、文化水平、经济条件等，但是治疗师还是要尽量去寻找更有可能的支持系统，尤其要有这个方向的思考。

举例来说，在青年人的心理治疗中，家庭尤其家长作为外部支持系统是很重要的，用我的一位同道的比喻来说明这个问题很是形象。他说，我们做治疗其实就像洗脚。你把脚洗干净了，可你忽略了鞋子本身是脏的，所以干净的脚穿回脏鞋子里，脚又脏了，我们的脚也就白洗了。

我有一位考上大专后又辍学的女性来访者，在治疗过程中我和她建立起了越来越近的关系，但我低估了她与她父亲联系的紧密程度。在我想让她更靠近我，走向更成熟的关键时刻，她产生了强大的阻抗，中止了治疗。回忆整个治疗过程，我反思到我没有把她父亲纳入治疗系统，最终产生负面效应，阻碍了治疗的进展。

以后的治疗中，我都会尽量考虑外部的资源系统的建立。无论哪个年龄阶段的来访者，都不能忽略其背后的环境因素，尤其是家庭环境。处理好了脏鞋子，我们才能安下心来好好洗脚。

接下来要说的是内部的资源，这涉及来访者内在的能力或者说自我效能。这个能力是对自我成长诉求的真实能力。依据我的经验，简单点说，可以用心理年龄来对应其内在的心理能力。

我们都知道心理年龄和生理年龄是有非常大的差异的，来访者常常处于两极分化状态，要么退行幼稚，要么显得过度成熟。

通常来说，过度过早成熟发展的来访者心理内在能力更强大，而退行幼稚的来访者的心理内在能力就差很多，常常在人格面向前者更倾向强迫性人格，而后者更倾向依赖性人格。

如果治疗师遇到的是过度成熟的来访者，其疗效会比退行幼稚的来访者更好一些。因为过度成熟者各方面的能力都更能支撑其自我探索，比如能照料自己、工作能力不差、人际关系较好、独立性更强等，推动其面对问题的可能性也更高。

最简单的评估方式就是就看其在生活中能否自我照料。即使在最困难的处境里，我发现过度成熟的来访者仍在生活照料层面不假于他人，这样的人，其内在力量是强大的。

当然生活中自我照料是一部分，还有对其经济能力、工作能力、人际能力的评估。

试想一位一直留住家中、十多年没有工作和参与社会生活的中青年男性，和一位一直带病上班的同样年龄的男性，谁的心理治疗效果会更好呢？答案不言而喻。

对于退行幼稚的来访者，即使他有很强的成长动机，内心极其痛苦，想要改变现状，但真正在治疗中的困难他是无法忍受的，还是容易退回他原来的状况中。

人本主义心理学家罗杰斯、马斯洛都相信：人有成长的原始动力，就如同一颗橡树种子，只要把它放入适合的环境，总会长成一棵橡树。霍妮也持这样的观点，认为人内心的冲突正代表了内心成长的渴望。

真是这样吗？我倒不这样认为，人安于生存的诉求和成长的诉求并存，而且生存的诉求远远大于成长的诉求。只要生存本身没有受到威胁，成长的动机就不明显。我们治疗师过分乐观和理想化地估计了人对成长性诉求的渴望。

　　说到心理年龄，具体的心理年龄评估可以参考埃里克森对人心理发展的八个阶段的阐述。其理论有个很有意思的假设：如果人心理发展的某个阶段的心理任务没有完成，其心理发展就会停滞，直到该阶段的心理发展任务完成，才会走向下一个阶段。

　　比如 2～4 岁时是自主性的发展，心理发展任务是形成"意志"的品质，克服害羞和怀疑。我们在评估一些成年来访者时，会发现其中有人就处于这个阶段。他们内在的自主性受到强烈压制，即使已经成年，在面对外部世界时仍有严重的害羞感和自我怀疑感，无法承担该年龄的社会责任。

　　对于这类来访者，治疗师就更要有等待的耐心，陪伴来访者重新度过该有的心理发展阶段，慢慢成长起来。

　　没有评估的治疗是盲目的治疗，甚至可以说，没有评估就没有治疗，外部资源的评估也是非常重要的内容。

心理治疗中来访者自我功能的评估

最让人惊讶的是即使该患者已经成年，但其在家里和母亲相处的方式还和幼年时期一样，两人会紧靠在一起坐在沙发上看电视，患者的头依在母亲的肩上，让母亲抚摸他的头部。母亲发现患者即使已成年，但仍喜欢躺在父母床上。后来患者甚至直接向母亲表达自己性幻想的对象是母亲，这让母亲惊讶不已。

　　我在分享个案或督导个案时常常听到关于来访者"自我功能"的说法。有时会听见这样的表述：嗯，我觉得这个个案能够好转起来，他的自我功能还是很不错的。或者相反的表述：这个个案太难是因为他的自我功能太差。

　　看来来访者的自我功能水平对心理治疗疗效本身有很直接的影响。那么自我功能是一个什么样的能力，又怎么评估这个能力的状况呢？

　　欧文·韦纳论及心理治疗疗效评估时提到三点：治疗动机、反思能力、人格整合水平。前面两点都好理解，关于人格整合水平，他认为：如果治疗师一开始就高估了患者的人格整合水平，那么结果很可能会非常令人遗憾。当把很难忍受焦虑和失望的人带入毫无遮掩的心理治疗中，让他面对不明确、没有结构性并集中于痛苦体验的治疗方法时，他们会变得非常痛苦，功能紊乱甚至达到精神崩溃的程度，这需要承担相当大的风险。

　　韦纳提到的人格整合水平应该就是我们通常所说的来访者的自我功能。但就其评估却语焉不详，他提到了心理测验和收集来访者与他人联系的信息，但是最终怎样判断来访者处于怎样的人格整合水平，他没有更具实操性的结论。

　　我认为这个评估非常重要，我们最好有更准确的评估指标，以便准确把握。结合我的经验以及埃里克森的发展心理学理论，我发现了线索。

　　埃里克森的发展心理学把人的心理发展划分为八个阶段，并详细描述了每个阶段心理发展的任务，理论假设指出：如果某个阶段心理发展的任务没有完成，人的内心就会滞留在这个阶段，不再向前发展。

　　比如婴儿期是发展对世界的信任感，如果其抚育者（主要是母亲）没有和婴儿建立起好的依恋关系，婴儿就无法建立起对世界的信任感，从而一直处在缺乏安全感的恐惧中，长大后其在人际关系中就会表现出退缩或攻击性，而不会信任他人。

按照这个理论我们可以把"自我功能"或"人格整合水平"的状态定义在来访者滞留在哪个心理年龄阶段，在此基础上收集现实的信息资料，就能更好地完成自我功能的评估。而且一旦进入治疗，我们也能更清楚地明白治疗的时间或其资源取向。具体来讲，来访者的心理年龄越小，治疗时间就越长，外部资源取向就越重要。

在此我还要进一步指出，生理年龄和心理年龄差距越大，治疗的难度就越大，时间跨度也更长。

比如我有一名罹患慢性抑郁症的中年男性患者。在追述其成长经历时，最重要的事件是在其成长的过程中父亲总是严厉批评，对患者的任何成就，尤其是学习成绩，总是批判和鞭策，从未给予正面的肯定和鼓励，即使他的成绩是班级第一、年级前十，也被严厉的父亲指责还不够努力和用功。该患者内心从未形成自我成就感，一直处于自卑的心理状态，对自己的能力通常持怀疑态度，最终在不断增加的各种压力下，抑郁发作。如果以此来评估其心理年龄，该患者还处于儿童期，即内心形成能力以对抗自卑的阶段。我们可以评估其人格发展停滞在儿童期，其整合水平是偏弱的，因此我在治疗中更多顺应他的要求，而且更多地给予鼓励和肯定，并对夫妻之间的互动做了非常细致的指导，最重要的是在夫妻之间建立起更直接的情感诉求表达方式，让妻子能更好地参与到治疗中来。但是总体上我认为治疗并不成功，当我做完家庭治疗之后，患者的治疗意愿就减退了，更进一步的成长性治疗我认为没有完成。后来随访，该患者表达了对现状更好的接受，而没有更多改进的意愿。

再举一个案例。有一位从国外留学回国身患抑郁伴焦虑的青年男性，虽然已经住院进行药物治疗，但其仍不能控制住突发的焦躁情绪，以致丧失工作能力。分析其成长经历不难发现，母亲在抚养他的过程中一直处于主导地位，双方依附非常紧密，而父亲完全是缺位的状态，该患者虽然在国外完成了大学学业，但基本上处在崩溃的边缘，而且几乎每天都要给母亲打电话或发信息。最让人惊讶的是即使该患者已经成年，但其在家里和母亲相处的方式还和幼年时期一样，两人会紧靠在一起坐在沙发上看电视，患者的头依在母亲的肩上，让母亲抚摸他的头部。母亲发现患者即使已成年，但仍喜欢躺在父母床上。后来患者甚至直接向母亲表达自己性幻想的对象是母亲，这让母亲惊讶不已。我在治疗中做了母亲的工作，要求母亲和患者保持距离，由父亲更多和患者相处。经过一段时期的磨合，患者的焦躁情绪有了很大改善，当然这样的强行分离是双方都要经历的痛苦，母亲的痛苦也得到了我的处理。随后该患者能够比较平静地面对母亲，也接受当下生活的状态，与父亲和奶奶生活在一起，周末或放假母亲回家，其间两人也会有正常的通话和信息往来。

母亲的评价是现在患者知道自己乱发脾气，母亲就会彻底消失，如果表现稳定，母亲就会回到他身边。但一旦提到让患者去找工作，患者就出现明显的疑虑，最终无法成行。而且，随后的治疗中，患者本人并没有来，更多是母亲来和我交流。我一直想重新激发患者的治疗动机，但是均告失败。

从心理发展的年龄评估来讲，我认为其母亲在患者幼年的抚养中过度保护了患者以致压抑了患者的自主性和主动性，按照埃里克森的理论，该患者没有形成"意志"的品质，大学学业也是在母亲的陪伴下完成的。因而对独自工作和面对世界充满怀疑和恐惧，其心理年龄还停留在幼儿前期，所以人格的整合水平很低，正如前文韦纳所说的，该患者无法面对不明确性，因要承担相当大的风险，最后选择放弃治疗，安于现状。

以上两个案例比较详细地阐明了自我功能的实操评估的状态，也回答了韦纳没有说清楚的人格整合水平到底是怎么回事。

正确判断来访者的人格整合水平，能让我们更清楚心理治疗的效果，有助于在心理治疗中更好地平衡个体访谈和外部资源。

最后我要说，治疗中自我功能较好，或者人格整合水平较高的来访者，通常心理年龄已经发展到青春期，他们具备了埃里克森所说的自我品质，诸如"希望"（0～1岁）、"意志"（2～3岁）、"能力"（6～12岁）等，他们多半正处在自我同一性混乱的阶段（12～19岁），一旦得到治疗师的帮助以形成"忠诚"的品质，其对于成长性的诉求就会随之而来，治疗会进入成人阶段，讨论人际关系中的亲密与孤独，发展"爱"的品质。

因此心理年龄的评估对来访者的自我功能或人格整合水平的判断具有重要作用，以上是我的经验，供大家参考。

家庭教育的核心是夫妻关系
——一封和同仁交流的书信

我们的父母总担心谈恋爱会误了孩子，尤其误了学习，所以阻止青春期的孩子与异性接触。没有与异性深入了解的孩子一旦成年，父母又逼着他们结婚生子。就像你说的，到年龄了，就像牲口一样被拉出来交配生息。这样的夫妻关系是建立在什么基础上的？其实两个人根本没搞清楚，于是就成了两个"小孩"玩过家家的游戏。

贾兄您好，

前几天我们一起做了有关家庭教育的家长访谈，我们了解了很多信息，结束以后我们也做了分享。事情看起来不大，也不太费劲，但是回家以后，我感觉非常疲惫，甚至很倦怠，以致第二天都没缓过劲来。

仔细想了想，是什么把我给压住了呢？回过神来，想起当时和你分享的话，不禁感慨万千。

我们常说孩子的问题是家庭的问题，是父母教育的问题。那父母教育的问题又出在哪呢？父母教育的问题出在夫妻关系上。所以说家庭教育的核心是夫妻关系。这就说到我们访谈的那位家长了。

让我最震撼的是，他们的教育理念是两条平行线。虽然有了大娃，又生了小娃，这都快六年了，两个人坐下来讨论孩子教育问题的时间，居然几乎没有。

而且我们也问到了家长，当他们争执吵架时，有没有发现孩子的反应。家长也说到了，当他们吵架时，孩子很惶恐地看着他们。

这听起来也许是再正常不过的日常小事，但我却感到无比悲哀。我慢慢回想，为何自己会感到沉重得难以自持，因为发现我们要说的家庭教育这个问题太过遥远，我们要回到更本质的问题——夫妻关系上来。

这位家长谈到两人几乎没有沟通过教育理念，这只是一个侧面，其实可以更深入地推测，他们在生活中的其他方面肯定也是缺乏沟通的。这位家长提到与另一半无法沟通。姑且不说这个沟通本身该怎么办，我们可以先来分析这个家庭是如何构成的。

联系我平常所接触的个案，听家长诉说孩子的问题，但通常都会发现夫妻之间存在很多的矛盾。你肯定听过这个说法，叫"中国式婚姻"。想起你那天举的例子，听起来很"糙"，但确实在理。

我们的父母总担心谈恋爱会误了孩子，尤其误了学习，所以阻止青春期的孩子与异性接触。没有与异性深入了解的孩子一旦成年，父母又逼着他们结婚生子。就像你说的，到年龄了，就像牲口一样被拉出来交配生崽。

这样的夫妻关系是建立在什么基础上的？其实两个人根本没搞清楚，于是就成了两个"小孩"玩过家家的游戏。当两个人过的时候还好，因为可以简单定义为"玩伴"关系。两个人一起玩，生活又比较简单，玩好就行。

可生了孩子，挑战就来了。一生孩子，两人同时升级，一个当妈，一个当爸，面对一个弱小无助的婴儿，这一下关系就复杂了。

夫妻关系从彼此的"玩伴"升级成了"同事"，一起肩负抚养孩子的事情，也就包括我们要说的家庭教育。哎，问题就来了。

我们所访谈的这位家长相对来说还是负责任的家长，父母对孩子都尽心尽力。但如果我们拿同事关系做比喻的话，我们可以说他们欠缺合作能力。父亲带时就按父亲的来，母亲带时就按母亲的来。现在孩子还小，还没遇到重大挑战。可一旦随着年龄增长，他们没解决好的合作问题就会越来越突出。

当然还有的夫妻只想当"玩伴"，或者某一方还停留在玩伴的身份上不愿升级成父亲或母亲，这就让另一方感到压力很大，发现自己在照管两个小孩，大孩子，自己是无力管束的，小孩子就常常变成自己情绪的垃圾筒；又或是和小孩子形成过于紧密的联系，越是控制，越是出问题。

所以尽管我们访谈的仅是一位家长，但背后更为沉重和巨大的问题压住了我。我僵在那里了，缓不过劲来。我原本想的是如何让家长意识到培养孩子人际交往能力的重要性，但这个问题其实出在父母身上，就像蛋生鸡，鸡生蛋，在婚姻家庭里循环往复。

贾兄，如此说来，你觉得家庭教育的出路在哪里呢？我们应该在哪个层面开展工作？夫妻关系的质量决定了家庭教育的好坏，相关理论早已证明了这一点。追根溯源是否要从这个方面着手呢？

昨夜也和我夫人聊起这个疑惑，她用了一句瑜伽练习中的常用语来安慰我——能到哪里就到哪里，不可强求。

我想也是，既然家庭教育的核心是夫妻关系，这是源头的话，我们就去做夫妻关系和家庭教育之间的工作。能到哪里就到哪里，不强求。我想，顺着这个方向去做访谈或者进行更多的深入调查，是有价值的。

家庭教育的研究工作可谓路漫漫其修远兮，我们也只能上下求索了。

贾兄，这是我的思考，不知你想法如何，再联系。

此致

敬礼

康　林

2018 年 7 月 19 日

简析婆媳关系

传统社会中的家庭以孩子尤其是儿子为核心纽带，弱化了家庭中另一个核心关系：夫妻关系。丈夫在家庭关系中的角色是缺失的……如果我们在新时代还是墨守成规，拒绝将以亲子关系为纽带的传统家庭文化转变为以夫妻关系为纽带的新家庭文化，婆媳关系问题会继续进行代际传递，无法得到根本解决。

　　婆媳关系不好处，这个问题众人皆知，至于原因，各种说法都有。我作为一名心理工作者，关注婚姻家庭和青少年教育方面的问题，也经常被问及这件事情。

　　当别人问起的时候，我常这样回答：你作为男人，结婚的时候你叫新郎，那你娶的女人叫什么啊？叫新娘对不对？为什么叫新娘呢？就是因为你有一个老娘。老娘老了无法再照顾你，所以你又找了一个新娘。这下好了，一下有了两个娘，却只有一个儿子。

　　两个娘都要抢儿子啊。谁抢得赢呢？当然是老娘啦。老娘养你几十年，娶了媳妇不能不认娘啊。所以新娘没辙了，怎么办呢？那就等到媳妇熬成婆，下一轮的争战又开始了。这就是家庭系统论里所谓的代际传递。

　　这些说起来像是一个笑话，"娘"在古代本身有指女子或少女的意思，当然也有妈妈、母亲的意思。

　　我故意混淆这个词的意思，是有所指的。大家看所谓的婆媳关系不好，其实涉及了三个人：媳妇，丈夫（儿子），婆婆（母亲）。

　　为何丈夫和婆婆的后面有括号呢？这里就是重点了，丈夫和婆婆之间隐藏了一层重要的关系缺失：婆婆的丈夫没有，也就是公公去哪里了？

　　以心理学家庭系统理论来分析中国传统的大家庭构成，不难发现其核心的纽带是孩子。再加上传统农耕社会中，男人是主要劳动力，有严重的重男轻女倾向。那家庭的更为核心的纽带就是儿子。

　　所谓女儿是"嫁出去的姑娘，泼出去的水"，是别家的人，养儿才能防老。虽然这在现代社会已经成为过时的老话，但千百年的传统文化对人的心理影响岂是说改就改得了的？

　　传统社会中的家庭以孩子尤其是儿子为核心纽带，弱化了家庭中另一个核心关系：夫妻关系。

丈夫在家庭关系中的角色是缺失的。儿子，也就是慢慢成长起来的男人，在家庭中所具有的角色仅有两个：一个是儿子，另一个是父亲。

这样的角色缺失是导致婆媳关系不好的核心问题，也就是上诉我讲的重点所在。

具体来说，从组建家庭开始，家庭要经历六个自然的生命周期：新婚期，生子期，学龄期，青春期，中年期，老年期。

作为男人，其实就是要经历从儿子角色到丈夫角色，然后进入父亲角色，再回到丈夫角色，最后返回儿子角色（年老后被照顾，就像孩子受到照顾一样）的过程。

这个过程也同样对应女人。

前文已说过，传统的家庭只塑造了男人儿子和父亲的角色，当然对应来说，女人也缺失了妻子的角色，也只有女儿和母亲的角色。

过去的传统家庭中，男主外女主内。男人在外工作，交际面较为广阔，而女人的生活范围相对狭窄，于是将更多的情感寄托在孩子身上，形成了过于紧密的母子关系。

随着家庭生命周期的发展，当家庭进入中年期时，孩子成家立业，要离开原生家庭时，意味着作为父母的角色结束。

传统社会里的男人倒好，父亲的角色在家庭中结束了，其他在外的社会角色依然存在。女人则并非如此，母亲的角色一旦结束，就不知道自己是谁了。那怎么办呢？只好继续当母亲，拽住孩子不放。

如今随着社会的发展，女性的社会地位逐步提高，不再在经济上依附男性。虽然如此，但是受传统文化影响，女性对家庭的付出仍然远远高于男性。

有具体统计数据表明，女性非报酬为家庭付出的劳动时间是男性的 2～3 倍。而 2017 年上海市社科院社会所对 8000 户家庭调查显示，亲子教育中约 90％是母亲为主，父亲严重缺位。

婆媳关系问题说到底是夫妻关系问题，如果我们在新时代还是墨守成规，拒绝将以亲子关系为纽带的传统家庭文化转变为以夫妻关系为纽带的新家庭文化，婆媳关系问题会继续进行代际传递，无法得到根本解决。

浅析东西方文化心理对心理治疗的重大影响

那么，还有什么阻碍了他们？是我们的文化心理。东方是以集体主义为导向的人情社会，所谓家丑不能外扬，如果在大众面前承认自己有人际关系问题，那就是要命的事情。而西方是以个人主义为导向的公理社会，公开承认自己有人际问题，虽然也会有些尴尬，但不至于"要命"。

在长期的心理治疗工作实践中，我有一个深刻的体会：有一些来自西方的心理治疗理论和方法是无法在我们的文化心理环境中实施的。

简单说，就是没有群众基础。要说明这个问题，我来讲讲我自己的经历。

有几年的时间里，我对欧文·亚隆的人际关系团体理论很感兴趣，所以我硬着头皮把他砖头一样厚的专著《团体治疗的理论与实践（第五版）》啃了下来。然后花了8000元参加了他的学生朱瑟琳在北京开办的为期一周的培训班。

有了理论学习和技能培训，我有信心了，于是回成都开干，干了什么呢？

首先招治疗师做治疗。因为这个人际关系团体也是一个成长性团体，治疗师们都积极响应参加。我连开了三期，每期十次。可以说反响还是不错的。结束时大家都愿意再继续，但我时间精力有限，不能继续。不过我对此团体的操作和实施积累了很多经验，也有了更深入的体会，于是我开始进行第二步。

第二步是什么呢？是去病房开展真正对患者的治疗。恰好欧文·亚隆的另一本书《住院患者的团体治疗》也出版了，给了我更大的心理支持。

欧文·亚隆把住院患者分成高功能和低功能两类。具体说，高功能患者的病情较轻或大部分缓解，有一定社会功能；低功能患者病情较重，社会功能很差。

按书中的方式，低功能患者做20至30分钟简单的结构式团体治疗（具体可参见《住院患者的团体治疗》一书），效果十分好。连续几次下来，患者就能积极主动参加每天下午的团体治疗。后来，都不用护士召集，患者自己就主动来参与了。

可高功能患者团体却让我遭遇彻底的挫败。患者的积极性普遍低下，整个进程我感到非常吃力，仿佛拉着一艘巨轮在逆水而行，艰难程度可想而知。

高功能患者的团体治疗，简单来说分为以下五个阶段：

第一，由我简述团体治疗的目的，将症状转到人际问题。

第二，团体组员介绍自己，并说出自己的人际困境（如果有困难，治疗师要去做翻译，把症状朝人际问题转）。

第三，讨论人际问题。

第四，观察员（通常是护士和治疗师）反馈组员表现。

第五，我和组员一起总结。

我连续受挫，不断调整操作细节。可还是感到无力回天，效果始终不理想。我只好停下来仔细思考。我反复回溯治疗师团体和患者团体进行的过程，细致探查，终于发现了问题所在。

问题在哪里？问题就在第二步！症状与人际问题有关，要患者去说自己的人际困境。

治疗师是想成长的有觉悟的人，而患者则不是。注意我要强调患者并非没有觉悟，他们并不是不知道自己人际有问题。那么，还有什么阻碍了他们？

是我们的文化心理。东方是以集体主义为导向的人情社会，所谓家丑不能外扬，如果在大众面前承认自己有人际关系问题，那就是要命的事情。而西方是以个人主义为导向的公理社会，公开承认自己有人际问题，虽然也会有些尴尬，但不至于"要命"。

这下我彻底走进死胡同，但我心有不甘，不想缴械投降，于是潜下心来好好研究中国社会中的文化心理。

清末民初有一位怪才，他的书让我颇有启发。这位怪才有许多有趣的故事被后世传说。比如，有位洋太太对当时中国的一夫一妻多妾制极为反感，于是诘问他。此人不慌不忙回答，请问夫人见过一个茶壶配数个杯子，有没有见过一个杯子配数个茶壶？

读者可能猜到了，他叫辜鸿铭，是学贯中西的国学大师。他著的一本书《中国人的精神》，极为精辟地阐释了东方文明的文化心理基础。

　　简单说来，儒家的家国文化从根本上解决了大众的存在诉求问题。用人本心理学理论可解释为，家国文化满足了安全感、归属感和自尊感的基本心理诉求。这完全可以对应西方宗教对大众的心理作用。所以我一定要再加一句，孔子除了是伟大的思想家、教育家，还是伟大的心理学家。

　　难怪一位中美精神分析学会的外籍督导师被这样的个案给弄迷糊了：案主是位中年男性，结婚生子后，请丈母娘来帮忙带孩子，因处理不好和丈母娘教育理念的不同来向治疗师求助。外籍督导师奇怪地问："为什么要住在一起啊？"这么简单还需要回答吗？可外籍督导师到最后也没搞明白。这就是"水土不服"啊！

　　东西方文化心理环境不同，导致大量的西方心理治疗的理论和技术在中国没有群众基础，水土不服。只开花不结果的状况太多，值得反思。痛苦不是坏事，起码能促使人思考。如何扎根于我们东方的文化心理土壤，让西方心理治疗理论和方法生根发芽，我辈心理工作者要好好思考。

人性之痛：丧失
——《三块广告牌》观后感

但导演没有将希望进行到底。如果这是个 Happy
Ending，那电影的深刻性就没有了。从电影开始
时，我猜导演就不会给出真凶。果然，该嫌犯虽
然做了坏事，却与米尔德里德的女儿无关。所以
丧失就是丧失，无法挽回，不能弥补。

　　最近在《晓说》节目中，高晓松同志说自己过得很幸福。幸福的原因之一是看了两部特别符合"文青"品位的电影，一部是《三块广告牌》，另一部是《伯德小姐》。我也标榜自己是"老文青"，既然晓松同志说了，我就赶紧去看看。

　　《三块广告牌》片长将近两个小时，虽然片中涉及凶杀案，但不是警匪片或侦探片，而是一部扎扎实实的剧情片，一部直指人性痛处的剧情片——如何面对丧失。电影是按故事情节步步深入的，我在这里就不叙述剧情了，主要讲讲我的理解和感悟。影片围绕三个人对丧失的态度逐渐展开。

　　女主角由弗兰西斯·麦克多蒙德饰演，是名叫米尔德里德的强悍坚韧的女子，因家暴与丈夫离异，带着一儿一女过着吵吵闹闹的平凡生活。可是女儿的一次外出打破了生活的秩序——外出未归的女儿被人残忍奸杀了。女主角丧失了丈夫，而且永远地丧失了女儿。

　　男主角由经常演坏蛋的伍迪·哈里森饰演。这次他扮演的却是在密苏里州一个小镇上受人尊敬、家庭幸福、生活殷实的好人——警察局长威洛比。威洛比在小镇上当警察局长，备受小镇居民喜爱。无论医生、神父、一般居民还是学生都尊重他。威洛比局长也深受部下爱戴，迪克森警员对他深怀敬意。威洛比的工作是顺风顺水的，家庭生活也过得很滋润。家里有漂亮的妻子和两个可爱乖巧的女儿，还养了两匹高头大马。可惜人生无常，世事难料，威洛比被诊断出胰腺癌，而且估计已经是晚期了。所以他面临更残酷的丧失——死亡——也就是丧失一切。

　　接下来是男配角迪克森警员，电影在约四分之三的时间里呈现给观众的是一个又笨又蠢、冲动火爆、办事不得力、上班看漫画的形象。后因威洛比的死，迪克森太过伤心愤怒，把广告商从二楼扔出去，又丢掉了工作。从片中威洛比给他的遗书中，我们知道了迪克森的父亲去世多年，他一直与控制欲很强的母亲一起生活。迪克森的母亲甚至不许他独自去找女朋友。他丧失了父亲，丧失了自己的生活，还丧失了敬爱的局长。

女主角米尔德里德是如何面对丧女的呢？攻击！她把丧失造成的痛苦指向外界。从影片的细节可以看出，女主角对女儿有内疚之情。那晚女儿外出是想借女主角的车出去的，但两人发生了激烈的口角。女儿于是愤怒地说："我宁愿被人强奸致死。"女主角回嘴道："那你就死在外面好了。"不想一语成谶，女儿当晚遇害身亡。米尔德里德的痛苦和内疚转化为愤怒。当她路过小镇外的公路时，看到三块早已无人理睬的破烂广告牌，她的愤怒找到了出口——警察局长威洛比。于是她付钱租下三块广告牌，并用红底黑字旗帜鲜明地控诉威洛比局长失职无能，应为女儿奸杀事件负责。

这一下女主角犯了众怒，小镇上各路人马都跳了出来。神父、牙医来向她陈情；她儿子在学校被辱；最痛苦的是妹妹的死又被赤裸裸地展现在她眼前，令她难以接受。警员迪克森更是极为愤怒，强烈要求广告商拆掉牌子。甚至女主角送儿子上学时，也被同学扔臭鸡蛋。威洛比局长也亲自登门求情，说自己已患绝症，时日不多。可女主角对所有人都强硬拒绝了。冲突越演越烈，迪克森警员激愤之下打伤广告商，纵火烧了广告牌。女主角则一怒之下放火烧了警局，迪克森被严重烧伤。其间还有位极有嫌疑的陌生男子来向米尔德里德示威。

男配角迪克森警员如何面对丧失呢？前面已有描述，迪克森警员对生活失去方向，言语行为都很放纵，做事大多不经脑子。他把丧父以及随之而来丧失自己生活的痛苦压抑在内心深处。未处理的情绪却不断搅扰迪克森，让他背着沉重的包袱，以致头脑不清，做事糊涂。

导演着力表现了威洛比局长，将其塑造为身材高大、目光温和、语言亲切而又不怒自威的成熟男人形象。针对女主角米尔德里德的攻击，威洛比一直都持宽容理解的态度。先是亲自登门求情，被米尔德里德严词拒绝。后来调查米尔德里德扎伤说情的牙医，也没真正追究她。当米尔德里德没法支付下一月广告费时，威洛比还暗地借他人之口帮她出钱。他是个幽默而宽厚的人，也是个勇敢的人。

如上所诉，威洛比得了绝症，面临死亡，面临丧失一切。威洛比的选择是直面。他接受了自己的死亡，然后自己做出一个重大的抉择，在死前把所有的美好留给家人，并尽力帮助他人。于是他安排了一天全家出游，享受美好的天伦之乐。然后分别给妻子、米尔德里德以及迪克森警员写了长长的告别信。办完这些事后，他到马厩去看了自己心爱的两匹宝马，在马厩里开枪自杀了。而且自杀也是精心安排的，他先把告别信放在醒目的餐桌上，死时戴上头套，头套上写着去叫警察。这一切都尽量减少妻子的创伤，即使以后回忆，也不会有血腥恐怖的画面。

真的猛士，敢于直面惨淡的人生，这是鲁迅先生的话。我还要补充的是，真正勇敢的人敢于直面自己的死亡。威洛比的死立刻轰动全镇，大家猜测是受不了来自广告牌的压力而导致的。这是威洛比死前故意给大家开的玩笑，因为给米尔德里德续付广告费的人正是他自己。我真的佩服威洛比，在死神的面前没有恐惧和愤怒，而是去接受，还拿自己的声誉开玩笑，确实是一个内心无比强大的男人。

威洛比留给大家的信，尤其留给迪克森的信启发了迪克森。他在信中不断指出迪克森是个正直的人，真心的好人。只因背负父亲的死亡，被母亲束缚而无法解脱。如果迪克森能走出这一切，会变成一名优秀的侦探。

迪克森在一夜之间成长了，他突然头脑清晰起来，做事有了智慧，尤其当他在酒吧里偷听到嫌疑犯自夸曾强奸一名女孩时，很巧妙地获得了嫌犯的DNA。破案的希望出现了，迪克森甚至专程来告诉米尔德里德，希望尽早破案。但导演没有将希望进行到底。如果这是个 Happy Ending，那电影的深刻性就没有了。从电影开始时，我猜导演就不会给出真凶。果然，该嫌犯虽然做了坏事，却与米尔德里德的女儿无关，因为事发时他根本不在国内。所以丧失就是丧失，无法挽回，不能弥补。

于是米尔德里德和迪克森决定去杀死强奸犯，把他当替罪羊、出气筒。路上，米尔德里德看着烧伤的迪克森无比抱歉地说，放火烧警局的人是自己。迪克森不屑地笑道，不是你还有谁？原来迪克森早已释怀。这是一个成熟友好的迪克森，正是威洛比信中正直真诚的迪克森。

最后两人彼此问道：真的要去杀凶犯吗？答案都不确定。电影在两人决定路上再想想的对话中结束。这个看似没有结尾的故事，其实在两人心中已结束了。直面丧失，接受丧失，继续生活。

想想还是很心痛的，丧女，丧父，丧失自己。记得一位名人说过，人生就是经历丧失的过程。想想确实也对，可看电影听故事都是别人的事，毕竟和自己远了一点。如果自己是米尔德里德，是迪克森，是威洛比，又会怎样呢？

最后还想说一句，小镇上的居民之间，关系十分熟悉、紧密，仿佛我小时候所住的工厂大院，然而我早已丧失了那种生活，心痛。

我不是在和一个人谈话

当我身处治疗室的时候，当我和一个患者谈话的时候，我会感到患者的爸爸或妈妈就坐在我们的旁边看着我们谈话。当然有时候会是这位患者的丈夫或妻子，或是其他重要的人。甚至有时候会听到他们发声，有带着愤怒的话，也有带着委屈的话，其间会有敌意和对抗，也会有无奈和无助。

心理治疗的核心就是做关系，那么更为具体地讲，如何从关系入手呢？我有一个很重要的观点，就是在心理治疗室和患者进行治疗的时候，我们不是在和他/她一个人交流，而是和一群人在做交流。大家听了可能有些惊讶。没错，我说的就是这样，容我慢慢道来。

每个患者带着自己的问题和症状进入治疗室。对他来说，问题和症状只是表面的现象，而背后所隐藏的是他内心深处的心理冲突和矛盾。

构成这些心理冲突和矛盾的原因何在呢？

这是每一位治疗师都需要和患者进行探讨的重要议题，也是治疗中的关键一环。

初学的心理治疗师很容易陷入问题和症状的表面性讨论，没有办法真正深入患者内心深处的心理矛盾和冲突。要想真正地深入患者内心，有一点是心理治疗师必须要掌握的。简单来说，就是要摸到患者情感的脉络。依循患者情感的脉络，治疗师就找到了一条深入患者内心的道路。

但是，是什么构成了患者内心的冲突和矛盾呢？其实并不难想象，就是患者背后复杂的人际关系。要真正理解一个人，就要把他放在过去和现在的人际脉络中。所以我们在治疗室，并不是在和一个人说话，我们是在和塑造他的所有关系说话。

当我身处治疗室的时候，当我和一个患者谈话的时候，我会感到患者的爸爸或妈妈就坐在我们的旁边看着我们谈话。当然有时候会是这位患者的丈夫或妻子，或是其他重要的人。甚至有时候会听到他们发声，有带着愤怒的话，也有带着委屈的话，其间会有敌意和对抗，也会有无奈和无助。

个体情感的脉络，就会带出个体人际的脉络，呈现出其固有的人际交往模式。当我们深入患者内心的时候我们就深入了患者内心的复杂人际关系，我们就和患者的各种重要的人在打交道。

于是我们治疗师的身份就变了，会成为他们的父亲、母亲、丈夫、妻子，甚至是一位大家长。

这样的思维方式可以让我们更好地去面对患者，让我们有更清晰的访谈方向，我们是在和一群人交流，我们是在和复杂的人际关系打交道。当治疗师深刻地理解这一点的时候，他的治疗水平就上了一个很高的台阶。

这背后当然还有非常复杂的理论基础。先抛开这个不谈，我想粗略地分享一下我的经验。

患者到治疗室来的时候，会谈论他当下的问题和症状。人际关系本身属于潜意识的范畴，患者不可能一下子就能够谈到这些，甚至很多患者并不明白其问题和症状与之有关。

初次访谈的时候治疗师肯定是要在表面的问题和症状上和患者进行交流的。治疗师没有办法在第一时间清楚地把握患者的人际脉络，但是患者的人际交往模式可以在治疗室里呈现出来。治疗师除了要关注患者所谈的内容，还需要密切注意患者谈话的过程。

谈话的过程反映出患者与人交流的模式。患者说话的姿态、语音语气、表情眼神，以及动作，甚至所用的词汇，无一不是在向你展现他在人际交往中固有的模式。

治疗师如果把这些都纳入所收集的资料里，就可以更清楚地知道自己在患者面前扮演什么样的关系角色。下面是个案例。

案主我称呼他为小李，是他的爸爸通过朋友介绍到我这里做治疗的。

小李的爸爸简单介绍了目前的情况。原来，19 岁的小李没有参加国内的高考，而是通过一年的英语准备，凭借很好的托福成绩申请到了美国一所全球排名不错的大学。可上学仅仅两个月，小李没有告知任何人，就买了回国的机票，回到成都的家。小李突然放弃学业的事情，让全家都震惊了。爸爸妈妈，爷爷奶奶，外公外婆无论怎么和小李谈，小李都没有说心里的想法。小李的爸爸很急迫地求助我，希望我能够劝服小李回美国继续学业。小李在爸爸妈妈的陪同下走进了治疗室。我建议单独和小李谈谈。于是爸爸和妈妈离开了，留下小李和我。

我看着坐在对面的小李，是带着一副茫然忧虑又略显惊恐的表情的大男孩。再仔细一看，小李头发凌乱，目光迟疑，身形瘦长，身穿黑色的风衣，僵硬直立的坐姿，显得颓废又无力。

我先行介绍了我自己，然后询问小李有什么需要我帮助的。小李用胆怯的眼神看着我，嘴角动了动，没有说话。

沉默，沉默，每个治疗师都不喜欢沉默。

怎么办？说实话，我当时倒是没有紧张和慌乱。因为我已经感受到了小李的压力。我感受到小李所承受的来自其家庭的巨大压力。我仿佛看见一大群人环绕在他身旁：爸爸无助的期待，妈妈强势的要求，爷爷奶奶失望的叹息，外公外婆无奈的悲泣。

我如果要帮助小李，就首先要排除家庭给小李带来的这些无形的压力。我必须站在小李这一边，我要为他发声、为他争取。是的，我要把小李从他们的包围中拽出来，给他喘息的时间和空间。

我决定打破沉默。于是我朝前坐了坐，用非常坚定但又有些柔和的语气说道："小李，在开始谈话前，我先向你声明三个原则：第一，我很清楚你父亲的意愿，他是想叫我说服你回学校。但是我有我自己的原则。我不是来当说客的。这一点请你放心。第二，我们所说的话是保密的。如果没有你的允许我不会把我们谈话的内容告诉你的家人。第三，这次谈话是遵循你的意愿的。如果你不愿意说，我也不会强求你。"

小李眼中的疑惑渐渐消失了，整个身体也慢慢舒展开来。看来我的话对他起了某种效应。小李清了清喉咙，虽然眼神还带着稍许的迟疑，但是他开始向我诉说起来。

　　我们的僵局就这样被打破，谈话进行得比较顺利。我从谈话中发现小李患有典型的社交焦虑症。遵照小李的意见，我把这个诊断告诉了他的父母。父母承认，他们忽略了小李这方面的问题，也答应小李先治疗再考虑上学的事情。小李也很愿意继续我们的治疗。出门的时候，小李紧握我的右手说："谢谢康医生。"

　　这是一次初诊访谈，我从小李的表情、衣着、坐姿，判断小李需要有一个强有力的大家长。其胆怯而封闭的表现，正说明他身边没有一个站在他的立场考虑的家人。我就要去成为这样的人，扮演这样的角色。而且接下来的治疗中，我会去和他的父母交流，尽量获得更多的资源，减少治疗过程中的干扰。

　　对此，我的一位要好的同道用"洗脚"做比喻，进行了很好的诠释。他说，心理治疗就好比洗脚，而洗完脚是要穿回鞋子的。那些混乱糟糕的人际关系，尤其是家庭关系，就是鞋子，而且是又脏又臭的鞋子。洗干净的脚穿回脏鞋子，等于白洗了。这个观点我极为认同。

　　举这个例子就是想说明两点。第一就是前文所谈的理论的层面，我们面对一位患者，实际上是面对他复杂的人际关系。第二，从技术层面上讲，在与患者交流的过程中，可以直接评估患者的人际动力模式。在与患者进行沟通和交流的时候，治疗师需要发挥创造力和想象力，尽量接近患者。

　　有没有觉得治疗室好吵啊？如果还没有的话，那你的耳朵还不够灵敏哦，赶紧多调调频道，好多人在说话呢。警惕哦，一群人围着你的。这场讨论不是一对一，是一对多！

我是谁

——浅析《绿皮书》中黑人钢琴家薛利的心理问题

抛弃肤色差异，扔掉阶级区别，我们都是孤独的个体，我们需要他人的陪伴，需要他人的理解，这才是最终的答案。影片的最后，薛利拿着酒站在托尼的门前，尴尬地接受了托尼的拥抱。我想问薛利，明白自己是谁了吗？

《绿皮书》在国内上映了。冲着"奥斯卡最佳影片"的名气，我和夫人特意去电影院观影。

剧情并不复杂，黑人钢琴家薛利博士要去南方演出，雇了一位有种族歧视的意大利裔美国人托尼做司机，一路上两人逐渐摆脱种族和阶级的固有观念，成为朋友。

故事的背景是 20 世纪 60 年代的美国，那时美国南方各州的种族隔离非常严重。所谓的"绿皮书"是一本黑人旅行指南，里面清楚地列着黑人可以就餐住宿的地方，因为很多旅馆和餐厅都只为白人服务。

关于薛利的身世背景，影片提供得不多，观众只知道是作为一名钢琴师的母亲培养了他，后来又被一名钢琴家看中，把他培养成了大师。其父母已去世，有一个哥哥，但久不联系，薛利独自居住在卡耐基音乐大厅的楼上，由一位印度佣人照料生活。可以猜测，他是一位从底层奋斗起来的人，每天在琴房里度过大部分的时间，对外界真实的状况不太了解，生活在自己构建的理想世界中，孤独而隔离。

电影里很明显地展示了这一点。极尽奢华的房间，薛利本人的穿着打扮、一言一行都透露着贵族般的傲慢和冷漠。最有趣的一幕是薛利的车在路上坏了，托尼下来修车。这时路边田地里衣衫褴褛的黑人同胞惊讶地看到衣着华贵的薛利像白人老爷似的坐在漂亮豪华的轿车里，完全傻了眼，像见了外星人似的，薛利也非常尴尬。

薛利按绿皮书指南住进了一家破落的黑人旅店。他的黑人同胞希望他来参与他们的游戏，薛利赶紧借故离开。虽然薛利极力回避与黑人同胞打成一片，但他是否真正融入了白人的生活呢？

答案显然是没有。

薛利的钢琴表演是三人组合，另两位大提琴手和贝斯手是来自德国的白人，他们和薛利是分开坐车的。即使住在同一间酒店里，托尼发现，薛利也是一个人坐在酒店的阳台上喝闷酒，而不会去下面的草坪和他们一起聊天。

影片探讨了种族歧视和阶级差别，我还看到了身为黑人精英的薛利的孤独，那是没有归属的失落，是飞向云端后的破碎。

在双重挤压下，薛利一直压抑的情绪爆发了。薛利在雨夜里从车中冲了出来，托尼觉得不可理喻，跑下车想把薛利叫回来。薛利激动地哭诉："我在舞台上表演，他们很尊重地看着我，可我一下台，在他们眼中，我还是个黑人，我既不是白人又不是黑人，那我是谁？"

这是每个人都要回答的终极问题。导演并没有在此驻留，到最后，托尼放下了种族歧视，对薛利表达了敬佩和尊重。薛利也离开了冰冷孤独的家，来到托尼热闹的家参加圣诞聚会，故事以Happy Ending 结束。

可薛利关于"我是谁"的自问结束了吗？他的心理困惑就此了结了吗？

我认为没有。这是个在特殊时代背景下发生的故事，薛利获得的成功，只是事业上的成就，但其婚姻、家庭关系都是失败的。故事最后说：家是最重要的，让我们抛开种族偏见，让我们扔掉阶级差异，回归家庭，家才是我们的归属之地。

这个结局实在是太老套了。我最想知道的是，是什么导致了我们归属感的丧失，怎样回答"我是谁"这个问题？除开时代背景，身为个人的责任又在哪里？

托尼是位底层的白人，文化程度低，给妻子写信全无文采，而且错字连篇。在和薛利的接触中，他很快放下了种族偏见，对薛利极为精湛的钢琴演奏技术甚为叹服，而且托尼简单、快乐，又很老练、聪明，在复杂的世界里过着自己快乐的小日子。薛利有文化，做事有板有眼，讲风度，很节制，但看起来不快乐，随时都是一副严肃的表情。

人的生活不只是物质的获取，还需要归属和认同，这是马斯洛的需求层次理论所阐述的，"我是谁"就是这个诉求的极端问法。

人类文明发展到今天，人和人越来越疏离，而不是越来越紧密。我们花越来越少的时间与人建立关系，而是更多地与物、事建立关系。我们是一群生活或工作在一起的陌生人，精细的社会分工，导致我们作为人的诉求被忽视。

我们变得不再熟识。薛利只能作为钢琴家被人认识，作为黑人被人认识，这些都是标签化的，作为人的部分或者其他的部分，没有人知道，没有人想知道，甚至薛利自己也不想知道。

还好托尼出现了。他有家人，有朋友，有自己的乐趣，仿佛很普通，却最有人性魅力。从某种角度讲，托尼治愈了薛利，让薛利从理想国回到了现实，找回了人的天性，做回了真正的人。

抛弃肤色差异，扔掉阶级区别，我们都是孤独的个体，我们需要他人的陪伴，需要他人的理解，这才是最终的答案。

影片的最后，薛利拿着酒站在托尼的门前，尴尬地接受了托尼的拥抱。我想问薛利，明白自己是谁了吗？

我由此想到，知识、技能本身可能就是一个魔咒，它仿佛在定义我们，却把"我是谁"的真实答案隐藏了，比如薛利，比如社会生活中的我们。

现代东方家庭治疗
——家庭治疗本土化思考(一)

"现代"这个词对家庭来说,就是指"权威"和"民主"之间的冲突。"权威"意味着集权、服从、专制,倾向传统;"民主"意味着平等、尊重、协商,倾向改革。"权威"更倾向家庭,"民主"更倾向个体。我在临床工作中发现一个普遍现象:问题孩子的背后总有一位不在家的父亲,所谓"爸爸去哪儿"。更有甚者,把这种现象称为"丧偶式育儿"。

家庭治疗的理论和方法是符合我国"家文化"传统的。在临床实践过程中，将实践和学习的理论与方法放在一起比较，总让我感到困惑。查阅相关研究和资料，很多人提到家庭治疗本土化的概念。我想也来总结一下我的一些经验，权当是一次家庭治疗本土化的尝试吧。

我想了整整一晚上，最终决定以"现代东方家庭治疗"来命名。这个名字由三个限定名词组成，分别是"现代""东方""家庭治疗"。这三个限定名词正好说明了家庭治疗本土化的核心内容。

"家庭治疗"是20世纪中叶在德国兴起的一种心理治疗方法。其最初的开创者鲍恩并不是想创建一个系统的干预方法，其最初目的是想建立一个更好地理解人际关系（家庭关系）的理论体系。鲍恩通过长期的潜心观察与总结，提出了"自我分化""三角关系""代际传递"等为后来的家庭治疗奠定基石的理论概念。

一个家庭中如果有个体自我分化不够（表现为不够成熟、幼稚、儿童化），不能处理好两人之间的关系，则会引发第三方的焦虑，最终导致混乱的家庭关系和不成熟的个体。比如儿童式的父亲对待孩子，无法担负起父亲的责任，就会造成母亲的焦虑。母亲替代父亲行使父亲的责任（权威、教导、社会化等），导致孩子对母亲责任（照料、接纳、生活化等）的混乱认识。随着年龄逐渐增大，孩子出现对母亲的矛盾情感，既想依赖又想摆脱；对父亲的情感疏离，无法与父亲亲近。这样的情感传递方式最终导致孩子无法正常社会化，不能成为成熟的个体。当孩子成人后又把这种状况带入新组建的家庭，导致问题的代际传递。

简单说，我们可以把家庭比作一支部队。父亲是元帅，指挥作战；母亲是勤务官，管后勤补给；孩子就是打仗的士兵。这支出征的部队在路上发生了事变。元帅因昏庸无能，帅印被勤务官夺走了，勤务官当起元帅指挥打仗，可毕竟管后勤才是其本职工作，指挥打仗有些力不从心。这可害苦了当兵的，仗打不好被夺权的勤务官骂，可又不敢顶撞，因为粮草要靠她供应，所以对夺权的勤务官又爱又恨。当然对被罢免了的元帅更是愤怒，虽不敢明说，但总躲得远远的。后来士兵升官了，有的当上元帅，有的做了勤务官。结果又走老路，事情再次重演。

后继者基于鲍恩的理论发展出家庭系统关系动力学理论，也有了各式各样的家庭治疗方法，如结构式家庭治疗、策略派家庭治疗、经验性家庭治疗（如萨提亚家庭重塑）、精神分析家庭治疗、认知行为家庭治疗等。

以上简单地说明了家庭治疗的内容。大家可以看到这些内容均来自西方的理论和技术。理论尤其强调"自我分化"的重要性。"自我分化"的程度按其本义是指个体与关系之间的界线。界线越明确，个体"自我分化"的程度越充分，个体就越独立、成熟，越能明确关系中的责任和权力。以该理论为基础进行治疗时，治疗师会引导来访者明确关系的界线，促进关系中的个体在交流中"自我分化"。我们会经常看到家庭治疗师与整个家庭会谈，一边了解家庭关系所呈现的动力模式（"三角关系"），一边鼓励弱小的个体更多地表达自己，督促强势的个体更多地倾听，重新确立边界，促进个体"自我分化"的完善。

西方的文化心理基础是倡导个人主义，"自我分化"正是强调个体的独立自主，并以其为成熟的标志，故而成为西方家庭治疗的核心。但是这在东方倡导集体主义的家国文化心理环境下就有些水土不服，甚至格格不入了。

接下来说到第二个限定词"东方"。"东方"意指我国传统的文化心理。我国传统的文化心理是什么呢？其实就是儒家思想，倡导"忠孝仁义"的家国文化。其传承两千多年，直到现在仍是我们社会生活的背景和基调，说得专业一点，就是集体无意识。

传统的家国文化具体体现在家庭（族）里，就是讲孝悌。孝是孝敬父母长辈，悌是体恤兄弟姊妹。传统家庭讲究家长制，父母说了算，或家庭（族）说了算。所以一个人不是独立的个体，而是属于家庭的。自己的事不能自行做主，要经由父母或家庭（族）商量同意。小到日常琐事，大到婚丧嫁娶、生老病死，都按此行事。个人为家庭（族）服务，反之家庭（族）也照料关心个人。我国传统文化中所谓成熟的个体，并不是西方倡导的独立自主的人，而是世事洞明、人情练达的人。

我当了十几年的医生，一遇到患者查出患有绝症，第一时间想到的是告知家属，而不会告知患者。至于是否告知患者，由家属商量决定，而医生是不会参与的。这样的事在西方是不可想象的，患者对自己的病情有绝对的知情权，医生第一时间就会告知患者本人。我们的父母自我们出生就要养育我们，要操心我们的学习、关心我们的工作，一直到我们结婚生子，还要帮我们照料家庭，照顾孩子。而在西方，通常到了十八岁成人，就要离开家自己照顾自己了，工作也罢，结婚生子也罢，父母是不会插手的，一概自己想办法。所以我国传统文化心理的核心不是个体，而是家（集体）。

这就是我国或者说东方的家国文化心理。到了现在，其却受到了挑战甚至遭到破坏。至于东西方文化心理孰好孰坏，我在这里不讨论这个问题。不是我不关心，而是我更想务实。

最后说到"现代"这个词。"现代"这个词对家庭来说，就是指"权威"和"民主"之间的冲突。"权威"意味着集权、服从、专制，倾向传统；"民主"意味着平等、尊重、协商，倾向改革。"权威"更倾向家庭，"民主"更倾向个体。

我在临床工作中发现了一个普遍现象：问题孩子的背后总有一位"不在家"的父亲，所谓"爸爸去哪儿"。更有甚者，把这种现象称为"丧偶式育儿"。这是有数据支持的。上海社会科学院社会所在 2017 年 8～9 月对近 8000 个家庭的调查显示，在亲子互动中，母亲与孩子互动占多数，父亲介入比较少。教育模式正从传统的"严父慈母"向"严母慈父"转变。

我以前对这些"不在家"的父亲怀有强烈的愤怒，现在则能较为平静地看待这个问题。如今许多父亲抱怨，现在的孩子打不得、骂不得。这句抱怨说明父亲们已不再认同传统权威式的教育方式了，可什么才是民主式的教育方式呢？从小受权威式教育长大的父亲们并不懂，说实话母亲们也不懂。怎么办呢？不作为是许多父亲的被迫选择。

家庭里没有了父亲，家的功能就缺失了很多。这样的状况下，孩子出问题的可能性也变大了。

现代东方家庭治疗
——家庭治疗本土化思考（二）

最重要的原则是治疗师对所有家庭成员都抱持支持理解的正向态度，尤其是对父亲。也许父亲的确不是那么容易打交道，但尽量不要去指责和批评父亲的做法，要给予父亲更多的理解和肯定，以便获得父亲的认同，使其真正参与治疗。

我国的传统家国文化是以父权为中心的文化，这也是儒家思想的核心。"君为臣纲，父为子纲，夫为妻纲"讲的正是这个意思，并由此衍生出许多的文化心理现象，比如"重男轻女""母凭子贵""女子无才便是德""婆媳关系不好处"等。传统家庭教育中推崇"严父慈母"，《三字经》中也说"子不教，父之过"。

有人专门来请教我这个千年不变的"婆媳问题"，想听听我的"高见"。我说这个问题很简单，结婚的时候男的叫"新郎"，女的叫什么？叫"新娘"是不是？为何叫"新娘"呢？因为他还有一个娘，不过老了，叫"老娘"。也就是他原来的妈老了，照顾不了他了，所以他又找了个新妈来照顾他。这下好了，两个妈抢一个儿子。谁抢得赢呢？当然是"老娘"。娶了媳妇不能不认娘啊！媳妇怎么办呢？只好"媳妇熬成婆"，再和儿子的媳妇抢。故而婆媳矛盾代际传递，千年不变。

以上虽然是我的调侃之说，却并未完全违背我国的传统文化心理。儒家文化经过两千多年的传承，其影响已经渗透到我们社会生活的方方面面，用荣格的话来说，已成为集体无意识。

但是以父权为主导的社会生活方式到现今已受到极大的挑战。现代女性的经济独立是重要原因之一。当然也包含了来自西方的女权文化的影响。

社会上如此，家庭里也在发生变化。男性在社会上拼命争夺丢失的阵地，回头才发现在家庭里也没有了地位。加上独生子女政策，婚后生育的一个孩子成为全家人的"太阳"，深受宠爱。逐渐不得人心的传统家长制的教育方式也受到西方民主协商教育方式的冲击（需要指出的是，目前西方也在反省自己的教育方式，他们正在我们的文化中寻找答案）。父亲们渐渐疏远子女，亲子互动以母亲为主，正转向"严母慈父"的方式，《好妈妈胜过好老师》之类的书籍空前畅销，直接把父亲从家庭教育中删除了。

母亲替代了父亲，在家庭里既当妈又当爹，此为一种情况。还有其他的情况，不仅限于单亲家庭，我主要强调的是父亲的角色功能，现罗列五种比较常见的家庭"三角关系"：

1. 母亲角色存在，父亲角色完全丧失。我有一位患有社交障碍的二十多岁的青年男性，自幼与母亲、姑妈以及姑妈的两个女儿一起长大，备受女性照顾，其父亲几乎没有参与他的成长过程。成年后的儿子和母亲坐在一起时也要依偎在一起，母亲也感觉很好，不以为意。直到有一天儿子告诉母亲自己的性幻想对象是母亲时，才引起母亲的重视，发现这是一个严重问题，赶紧找我寻求治疗。此为一例，还有其他。

2. 母亲完全替代父亲，真正成了"严母慈父"，父亲角色完全丧失。有位中学女教师因上初中的儿子难以教育来找我。她向我诉苦，说自己是优秀班主任，每年都被评为优秀教师，不知怎么就是教不好儿子。儿子在她任教的中学读书，她总是被班主任告知儿子在班上调皮捣蛋，不完成作业，让这位中学女教师无地自容。当我请儿子进入治疗室陈情时，这位小伙子开口说："我在学校里有语文老师、数学老师、英语老师，好多老师，我不想在家里还有一位老师，我想有一个妈！"儿子的想法让这位中学教师极为震惊，喃喃自语道："我是你妈啊！我还是谁呢？"她想不明白，教师意味着权威，她已完全代替了父亲。

这类案例还有更极端的，母亲不仅代替了父亲，父亲还退行成了孩子。一次周末，我在某教育局组织的教师培训课上讲课，课间休息时有位女教师前来请假想提前回家。一问才知，女教师周末上课，留丈夫在家照看上中学的儿子。刚才儿子给她打电话说，老爸和他因学习问题大吵一架，然后当爸的气得离家出走了，问妈妈怎么办。焦头烂额的女教师只好向我请假去找离家出走的丈夫。我听了有些哭笑不得，通常这种情况下离家出走的多半是儿子，但这次换成了父亲。类似事例不胜枚举，在治疗室里经常听到妻子抱怨丈夫是个小孩，不负责任不说，还十分捣蛋，而且和孩子"抢"母亲，实在不知如何应对。

3. 母亲角色与父亲角色冲突，两人不能协调配合，反而相互冲突。有位治疗师向我寻求督导，他陈述的案例是父母因上小学的儿子难以管教前来求助。治疗师提到父母都很积极地改变其教育方式，每次都向治疗师反馈治疗的效果，孩子也有相应的进步，但治疗师奇怪的是双方的反馈不一致，甚至相互矛盾。我指出下次治疗时，治疗师先不发表意见，让父母双方先行讨论。后来治疗师对我说，他发现了一个惊人的真相，原来这对父母是单独执行他所指导的教育方法的。如果母亲能管，父亲概不介入，如果父亲能管，母亲则一概不管。父母双方无法讨论，一旦讨论就会发生冲突。所谓"皇帝打架，百姓遭殃"，所以治疗应导向夫妻关系。

4. 传统的父亲家长制，母亲处于顺从地位。现在的家庭教育中仍有这样的教育方式，奉行"黄荆条子出好人""不打不成器"。但是，现在的青春期孩子接触了较多的有关民主、协商、尊重的信息，强力的压制已没有了社会文化的支持，所以问题尤为严重。这类家庭中，青春期的孩子容易出现抑郁焦虑情绪，厌学退学较为常见，各种行为问题在13～15岁集中爆发。当然也有延迟到18岁上大学以后的。这样的案例也很多，在这里就不多举了。

5. 还有一种最奇葩的模式，即父母都是小孩，谁都无法行使父母的角色功能。我的一位同事说，这种家庭里的孩子像根野草，懵着脑袋长大的。这样长大的孩子极度缺乏安全感，也无法社会化。曾经有一个患有进食障碍的女大学生，上大学时有100斤左右，以她1.65米的身高算来已经偏瘦。进大学后，女孩觉得自己还不够瘦，于是拼命节食，加强运动。一个多月后暴瘦20斤，仅剩80斤，连月经都停了，再瘦下去，性命都会丢掉。

父母赶紧送她入院。诊断没有器质性问题，即刻打针输液，补充营养，当然也需要心理治疗。治疗师询问患者的成长经历时，了解到一个奇怪的现象：女孩到 18 岁还没有和父母分过床。于是治疗师分别找父母谈话，先问母亲："你们和女儿 18 年都没分床睡是不是个问题啊？"母亲回答："不是问题啊，大家睡在一起亲热。"治疗师看母亲没戏，于是转头问父亲："你们和女儿 18 年都没分床睡是不是个问题啊？"父亲沉重地说："这是一个问题。"治疗师来劲了："你觉得是个什么问题啊？"父亲满脸愁容："女儿越长越大，我们越睡越挤，这是一个问题。"治疗师听得目瞪口呆。

可能还有其他模式，大体总结在此，以便我们进入家庭治疗前有心理准备。

因为无论何种心理治疗，最重要的是先要评估，家庭治疗也不例外。评估涉及家庭动力关系，比如以上五种家庭关系的方式值得大家参考。最重要的原则是治疗师对所有家庭成员都抱持支持理解的正向态度，尤其是对父亲。也许父亲的确不是那么容易打交道，但尽量不要去指责和批评父亲的做法，要给予父亲更多的理解和肯定，以便获得父亲的认同，使其真正参与治疗。

最后落实到本土化的家庭治疗——现代东方家庭治疗的实施，简单总结如下：

1. 治疗的目标是恢复家庭功能，使崩溃或有问题的家庭功能恢复正常。

2. 治疗的模式是做家庭的"大家长"，并酌情弥补缺失的父亲（丈夫）或母亲（妻子）的角色功能。

3. 治疗的方向是重新平衡"权威"和"民主"的冲突，既强调"权威"的树立，也适度考虑"民主"。

4. 治疗的策略是资源取向，要团结和整合各种资源，尤其要和患者的父母搞好治疗关系。

在具体的技术实施上我不多讲，大家可以参考结构式家庭治疗的技术方法，但我想说一点我的经验。结构式家庭治疗在"加入家庭"的技术上，按照家庭亲密程度分为三种：亲密的家庭采用肯定技术，中间的家庭采用倾听技术，疏离的家庭采用树立权威的技术。实践经验告诉我，在中国的家庭，不用区分这种所谓的家庭亲密程度，上述所有的技术都要采用。这是我们集体无意识中对一个理想"大家长"的诉求。

以上是我的一些经验和反思，供大家参考。

心理治疗之痛

负性认知确实让人深感痛苦，让人心生幻灭。但正是当负性认知出现时，患者才会意识到自己在整个事件中所担负的责任，才会让真实的自我和现实产生有意义的联系。而且我还要强调，在这一刻，患者会发现治疗师也有其极限，在这些破灭的幻象下治疗师也无法改变残酷的现实。当所有的幻象破灭时（包括对治疗师的期待的破灭），患者才会真正担负起自己的责任。这也是治疗的拐点。

很多来访者和患者因问题或疾病来寻求心理治疗，在他们的心中，治疗师是心灵的抚慰者，是灵魂的拯救师，因此心理治疗应该是轻松愉快的，甚至好多治疗师也这样认为。但不经风雨，何以见彩虹，心理治疗其实是个艰辛的过程，甚至会有痛苦的体验。

在几天前的读书会上，有位书友提出了一个案例，希望大家给予一些帮助和建议：一名中年女性，来自一个母亲强势的家庭，婚后，丈夫好逸恶劳，不工作，还很蛮横。儿子已经长大离家，关系也很疏远。这位女性很想离婚，但因母亲反对，还是妥协了。这样的生活让这位中年女性越来越不堪忍受，不断寻求解决方法，最终选择了心理治疗。

书友提出来讨论时已经和案主一起工作了一年半。这位女性在不断的自我探索和自我觉察中越来越发现现实的残酷以及自己的幻想。这些东西触发了太多的痛苦感受，她向治疗师坦露了自己对继续治疗的恐惧和害怕。书友感到自己有些焦虑，难以把握，所以提出来讨论。

我们就该案例做了一些讨论并提出了建议，后来我回顾这件事时，发现这样的情况在我的咨询和治疗中也是经常出现的。

记得有位大学女教师因查无原因的眩晕来找我。在不断的梳理和觉察中，女教师也不断发现自己对原生家庭和自己的家庭有很多的幻想与不切实际的期待。这让她非常痛苦，她也向我表达过害怕来见我，害怕面对这些真相。

还有一位年轻女教师，因罹患抑郁症在我这里治疗。在一次讨论中谈及了自己的丈夫，女教师突然意识到自己在丈夫的原生家庭中付出很多，却受到了非常不公正的待遇。甚至丈夫，还有她的公公、婆婆都没有真正地接纳她。在此之后，年轻女教师突然中断了治疗。

我想起欧文·亚隆在《爱情刽子手》中讲述了一个类似的故

事：治疗团体中某位年过七旬的组员讲述自己在梦中看见一只丢在街上脏兮兮的破烂得已经没有鞋底的鞋。在团体中讨论分析梦的时候，有组员提到鞋底（sole）其实是代指灵魂（soul），两者发音相同。年过七旬的组员意识到自己就是那只丢在街上脏兮兮的破烂的鞋（身体的衰老破朽），而且自己也没有真实的灵魂，一直生活在虚假和欺骗中。这个组员中断了接下来的治疗，再也没有出现。欧文·亚隆在书中感慨：问题揭示了，病人死掉了（脱落了）。

我所说的心理治疗之痛正是指这样的事情。我还要指出这种痛苦是来自患者不断增加的自我觉察，而不是治疗师强加于患者的评判。这两者有根本的区别，而且后者是心理治疗最忌讳的做法。

一位作者在关于心理治疗的副作用的调查文章里提出了一个概念——负性认知，指在治疗的过程中，患者在逐步认清自己和环境关系的时候，会产生指向自己的责备和批判。

完全说负性认知是副作用，我不敢苟同。负性认知确实让人深感痛苦，让人心生幻灭。但正是当负性认知出现时，患者才会意识到自己在整个事件中所担负的责任，才会让真实的自我和现实产生有意义的联系。

而且我还要强调，在这一刻，患者会发现治疗师也有其极限，在这些破灭的幻象下治疗师也无法改变残酷的现实。当所有的幻象破灭时（包括对治疗师的期待的破灭），患者才会真正担负起自己的责任。这也是治疗的拐点。

尼采说，希望是痛苦的麻醉药。要真正解决痛苦，只能直面痛苦，这就是心理治疗之痛的意义。这种痛，是心理治疗，尤其是深度的心理治疗不能回避的事实。

所以说，心理治疗不是件轻松惬意的事情，而且治疗本身也不是想象中那么愉快的。我们常说"良药苦口利于病，忠言逆耳利于行"，心理治疗所触发的痛苦也正是来访者改变自己的催化剂。

心理治疗之痛就像面对丧失一样，来访者会经历否认、愤怒、沮丧、接受四个阶段。我记得前文所说的那位大学教师在和我讨论夫妻关系后，极力想寻找理由否定丈夫其实一直在维护原生家庭的父母，对她是消极被动的态度。但每个理由都不攻自破，这让她感到愤怒。后来，她逐渐变得沮丧，有一次她默默流着眼泪说："康老师我觉得好无奈，我根本无法改变我老公。"最后她还是接受了事实，愿意更清晰地生活，也知道如何对丈夫有一个真实可行的期待。

这里也给治疗师提个醒：负性认知产生的痛苦会导致来访者却步，逃避治疗，甚至导致脱落（来访者不愿面对这样的痛苦）。治疗师要给予更多的支持和鼓励，陪伴来访者顺利渡过这段艰难的历程。

由讨论式小组教学说起

我经常在督导的时候问咨询师：心理咨询到底是什么？让我感慨万千的是，竟然大多数咨询师不知道如何回答我的问题……假如咨询师自己都对心理咨询本身没有深刻的理解和认识，我不得不质疑他们是如何开展咨询工作的。在这里我可以再叙述一遍：心理咨询是借助心理学理论和技术，通过咨询师的引领，帮助来访者自我探索、自我发现以及自我成长，以解决其内心冲突和现实问题的一门专业技术和方法。

我在 2016 年组织了一个 6 人讨论式教学小组，这个教学小组的成立带有一些实验性质。也就是说我有一些想法，想在这样的教学课程里进行实践，看是否能完成。结果到如今坚持了三年，共计上了有 70 次课。之所以成立这个教学小组，主要有三个方面的原因。

其一，在授课教学、临床督导、临床经验积累以及阅读相关专业书籍和继续学习的过程中，我明显地感到咨询师的培训越来越朝着一个错误的方向发展。专业技术的学习在咨询师的培训中成了主流。咨询师落入这样一个误区：以为学的技术越多，咨询的效果就会越好；学的技术越多，咨询的效率就会越高。尤其近年来国外后现代心理治疗和咨询技术蓬勃发展，五花八门、稀奇古怪、闻所未闻的各种技术传到我国。错误认识加上宣传的广告效应，许多咨询师闻风而动，竞相学习，甚至学习成瘾。我认为这是一个问题，一个严重的问题。大家奔术而去，却忘了问道。

西方心理学发展到后现代其实就是一个不断问道的过程。弗洛伊德以降，所有的心理理论家以及从业人员都在回答这样一个问题："人性是什么？"所有发展的理论以及技术都是围绕如何深刻理解人性、影响人性而来的。

我不否认后现代心理学对技术的推崇和大量创新。我也参加过一些后现代心理技术培训，比如由家庭心理治疗发展而来的焦点解决短程心理治疗。这个治疗技术从表面上看非常讲究方法和策略，但是当我仔细阅读相关资料时，发现该技术的创始人 Steve de Shazer 和妻子 Inn Berg Kim 有一套关于人性的复杂认识。有人诟病该技术没有理论基础，我却不这么认为，我觉得创始人可能认为理论也就是关于人性的认识已经有现成的了，只需在这些认识的基础上发展技术就行。

西方的心理治疗有着深厚的理论基础，技术的发展是后来的事情。但是我国的心理治疗领域尚没有这样深厚的理论基础，也无法消化那些五花八门的后现代技术。我不禁想起欧文·亚隆在《诊疗椅上的谎言》中借一个治疗师之口说过这样极端的话："我不用任何技术，我要用的就是真诚。"

其二，在督导的时候我深深感受到，一些咨询师对于最基本的概念甚至咨询中最重要的任务没有清晰的理解和认识。我经常在督导的时候问咨询师：心理咨询到底是什么？让我感慨万千的是，竟然大多数咨询师不知道如何回答我的问题。这样的问题我通常会在初次访谈的时候问我的来访者。当然来访者很少有答对的，我的目的不是考来访者，而是让来访者对心理咨询师如何开展工作有所了解，以便在后续的咨询过程中能更好地参与。假如咨询师自己都对心理咨询本身没有深刻的理解和认识，我不得不质疑他们是如何开展咨询工作的。在这里我可以再叙述一遍：心理咨询是借助心理学理论和技术，通过咨询师的引领，帮助来访者自我探索、自我发现以及自我成长，以解决其内心冲突和现实问题的一门专业技术和方法。

当然这个问题是接着第一个问题的，是目前心理咨询师的另外一个表现。因为那些基本的心理学概念是多年来心理学各个流派的大师们的领悟。心理咨询的定义里关于"自我"的深刻内涵自始至终地贯穿在心理学各个流派的理论体系中，对这个概念的理解既是对人性的理解，也是每个心理从业者必须回答的问题。但是如果你问咨询师，就会发现绝大多数咨询师都含糊其辞。关于什么是自我、怎么来理解自我、在实践的过程中如何把握自我，他们往往也没有答案。

这不是他们的问题，我觉得这是教师的问题。于是我开始反思，我们的授课是否出了纰漏，我们作为教师，讲课的时候是否没有讲清楚这个概念，又或是我们本身也忽视了这些最基本的概念。

其三，我还有一个更为深刻的体会，心理治疗在实践中不是按照心理咨询的框架进行的。这也让咨询师对如何跨越理论和实操之间的这道鸿沟产生了极大的疑惑。就像患者不会按照医学教科书的标准诊断来得病一样。我在阅读《心理咨询师之路》这本书的时候，书中的一些观点印证了我的想法。作者系加利福尼亚大学心理系教授杰弗里·科特勒。他带领自己的学生对当代的心理学大师进行采访并录音，询问的话题很广泛，比如如何建构理论、如何咨询个案、最困难的咨询是什么、来访者给咨询师带来什么样的收益等。在寻访了众多的大师级人物以后，他们回来整理录音。整理的结果让他们大吃一惊，因为大师们在临床实践中根本没有按照自己的理论框架行事，书中的原话是："他们在干别的。"书中没有具体说"别的"是什么，但是足以说明理论和实践的鸿沟如此巨大，连理论创始人也无法回避。

基于上述三个方面的原因，我在 6 人讨论小组中进行实践。我希望通过讨论的方式，帮助大家厘清一些基本概念，以及心理咨询的基本思路。我想多讲讲关于"道"的东西，而尽量少讲"术"的东西。

基本概念涉及对自我的理解。在讨论中，在各式各样的问题中，我发现每个人的体悟是不一样的，对问题的认识程度也不同。我没有特意备课，而是等待大家来问我，大家的问题就是一个自我展示，在与我以及小组成员的互动中慢慢领悟这些内容。我觉得这是一个很好的实践，是一种教学方式的尝试，我把要讲述的最基本的概念传递出来了。尤其是第 8 次课程结束的时候，一位学员很惊异地说："我终于明白原来对世界的认识是每个人建构的自己的主观世界，这个世界没有所谓真实的客观。"每个人说话都是在说自己，每个人自己参与这个世界，同时又按照自己的方式建构这个世界。也许讨论式教学才是真诚的教学方式，心理咨询行业就如同一项传统的手艺活，必须像师傅带徒弟那样，手把手地传授，而不是现代化的大批量制造。

　　这里我想到一个更重要的问题——咨询师的自我认识。自我是心理学理论中最基本的概念，咨询师要花心思去认识来访者的"自我"，但是谁又来帮助咨询师认识咨询师的"自我"呢？

　　这是我国目前职业心理咨询师培训的一个短板。记得几年前有一个德国的身心团队到华西心理卫生中心来讲课，我是其中一个小伙子的翻译。课后有一个宴会，我坐在他的旁边，于是问了他一个问题：你在德国做心理治疗吗？他说他是心理学家（psychologist），不是心理治疗师（psychotherapist），他只能做研究，不能做治疗。这让我很诧异，便继续追问原因。小伙子很诚恳地回答，如果要当治疗师，就需要做 200～300 小时的自我分析，自己家里没有这个经济条件，这是一项非常昂贵的学习。可见在国外想要拿到这个职业资质是非常不容易的。而在我国，心理咨询行业的长足发展任重而道远，既要面对我国传统文化心理的挑战，又要面对本土培训的挑战。

《上瘾的治疗与陪伴》
王倩倩/著

为什么很乖、很听话的孩子竟会沉溺于毒品、赌博、网络游戏或色情网站？

为什么别人没有上瘾，而自己的家人却深陷其中无法自拔？

为什么戒断后一段时间又复发，复发难道就意味着前功尽弃？

作为上瘾者的家属，应如何帮助所爱之人走出泥潭，也使自己脱离苦海？

如果你或你身边的人正饱受上瘾的折磨，这本书或许能帮你认清事实，为你指明奋斗的方向。

《城市的心灵——心理咨询札记》
秋蘅/著

随着生活节奏的加快，我们不同程度地承受着焦虑和抑郁带来的精神压力，在婚姻恋爱、学校/职场关系的处理上也出现了各式各样的问题。本书透过一个个案例，详细述说了这些心理问题的起因，对来访者的成长经历、治疗的每一个步骤及关键性疗愈的细节，都有全面而生动的记述。我们在作者的带领之下，像看侦探小说一样，逐渐深入来访者的隐秘世界，一点点接近真相，并且在阅读中寻求治愈。

《家庭会伤人——自我重生的新契机》
［美］约翰·布雷萧/著

郑玉英　赵家玉/译

你是否总认为自己"不够好"，所以得不到爱和幸福？

你是否为了遵从别人的意愿，而否定自己真实的感觉？

为什么酗酒、虐待等不健全家庭中的孩子长大后反而容易被酒鬼、暴力狂吸引？

为什么不健康的家庭模式容易代代相传？

结婚就是两个"半人"找到自己的"另一半"？

溺爱孩子等于剥夺了孩子从生命的正常痛苦中学习的机会；过度控制和以"高标准"要求孩子，不过是想找回我们当年在原生家庭中没有得到的力量和尊严。幸福的家庭需要真正的爱，而真正的爱始于自爱，以及对自己的珍视。我们必须先学会重视自己，才能建立和谐的家庭关系，与家人亲密相处、共同成长。本书将揭示家庭教育中的"毒性教条"及其危害，引导我们以正确的心态对待亲密关系，帮助我们建立幸福和谐的家庭。

《遇见幸福这个人》

邵正宏/著

人人渴望幸福，但是幸福是什么？

如何才能遇见幸福？

遇见了又应如何把握，不让她从我们身边溜走？

让我们随着作者 52 篇精彩的文字，一起来遇见幸福这个人。

《筑爱——期待中的家》

邱慧辉/著

你对家的期待是什么？

如果一个人结婚前就知道婚后的关系如同坠入冰窖，最后以伤害或离婚收场，他/她还会走进婚姻吗？

公主与王子结婚，那是多么幸福的一对啊！进入婚姻，多数人都经历过从美丽的憧憬到现实的考验。其中，有的人梦碎了，但依然奋力飞向光明，有的人却跌入深渊。

你呢？你在哪里？你好奇为何有的人可以幸福美满，有的人却生活得支离破碎？请与我们一起来窥探究竟。

《父母离婚后——孩子走过的内心路》

朱迪斯·沃勒斯坦　茱莉亚·路易斯　珊卓·布莱克斯利/著

张美惠/译

如果知道离婚会对孩子一生的成长造成多少遗憾的话，你会离婚吗？

本书共有 5 个部分，每个部分都以一位离异家庭的孩子为主角，重现他们从父母离异那一刻到 25 年后的人生历程。中间穿插完整家庭孩子的相关故事或简短描述，揭开了许多迷思，也让我们再度思考婚姻的真义。

如果知道离婚会对孩子一生的成长造成多少遗憾的话，或许大人会更"慎始"，对婚姻与承诺会更认真。

《启动幸福的9把钥匙》

邵正宏/著

　　幸福，人人向往，但好似遥不可及，常常在时过境迁之后才意识到当时真是身在福中不知福。其实，生活中的柴米油盐、锅碗瓢盆处处都有幸福的秘钥，等着你去开启。幸福不难，用心就可以。

《柳暗花明——走过婚姻风暴》

何张沛然/著

你全心全意地为家庭付出，却换来对方无理的对待或误解？

不去面对，婚姻中的问题就会自动消失吗？

外遇的悲剧还可以挽回吗？

婚姻不幸福，都是对方的错？只要换个人就一切都好了？

离婚后，唯有马上投入另一段情感，才能消除自己内心的寂寞和痛苦？

如何帮助单亲家庭的孩子健康成长？

再婚家庭将面临那些挑战？第二次婚姻会比第一次更容易吗？

父母逼迫子女结婚的"好意"能保证儿女婚姻的幸福吗？

　　家庭可以为我们带来欢乐和成就感，也是人格塑造的场所，我们都渴望拥有幸福的家庭和美满的人生。本书将通过许多真实案例，告诉你婚姻的真谛，无论你是单身、已婚、离异、丧偶或是再婚，都一定能从书中获得启发和帮助。

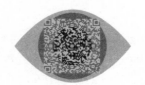

敬请关注川大版心理学系列